曾医生
让你早知道

普外科曾医生 ♥ 著

K 湖南科学技术出版社　　◎ 博集天卷
CS-BOOKY

图书在版编目（CIP）数据

曾医生让你早知道 / 普外科曾医生著 . -- 长沙：湖南科学技术出版社，2021.11
ISBN 978-7-5710-1279-3

Ⅰ. ①曾… Ⅱ. ①普… Ⅲ. ①健康教育—普及读物 Ⅳ. ①R193-49

中国版本图书馆 CIP 数据核字（2021）第 218632 号

上架建议：畅销·健康科普

ZENG YISHENG RANG NI ZAO ZHIDAO
曾医生让你早知道

作　　者：普外科曾医生
出 版 人：潘晓山
责任编辑：刘　竞
监　　制：于向勇
策划编辑：刘洁丽
文案编辑：赵　霞　赵　静
营销编辑：王　凤
封面设计：蒋宏工作室
版式设计：李　洁
内文排版：麦莫瑞
出　　版：湖南科学技术出版社
　　　　　（湖南省长沙市湘雅路 276 号　邮编：410008）
网　　址：www.hnstp.com
印　　刷：三河市天润建兴印务有限公司
经　　销：新华书店
开　　本：875mm×1230mm　1/32
字　　数：157 千字
印　　张：9
版　　次：2021 年 11 月第 1 版
印　　次：2021 年 11 月第 1 次印刷
书　　号：ISBN 978-7-5710-1279-3
定　　价：65.00 元

若有质量问题，请致电质量监督电话：010-59096394
团购电话：010-59320018

自序

各位朋友大家好，我是普外科曾医生，北京协和医学院博士、三甲医院主治医师，另外还有一个重要的身份——医学科普达人。

大概从2017年起，我开始做医学科普方面的工作，包括问答、图文、视频等形式，从此便一发不可收。我在各个平台发布了大量的医学科普作品，获得了数亿的点击量和阅读量，收获了700多万忠实的粉丝。

作为一名三甲医院的外科医生，工作已经够忙了，但我为什么会利用自己的业余时间去做医学科普呢？其实我的初心很简单，就是希望将自己多年学到的医学知识、疾病防治知识传授给各位朋友，让大家少走弯路。

一开始，我在今日头条App看到几位医生发布的关于医学方面的图片，点击量很大，评论区也特别热闹，同时我也发现，很多朋友对于一些常识性的医学问题都不是很清楚，例如什么是抗生素？抗生素与消炎药有什么区别？

　　看到别的医生做得有声有色，我也注册了一个账号，开始发布一些有意思的图片和医学知识，获得了不错的反响。与粉丝们的互动，以及正向的反馈给了我很大的动力，于是我就一直坚持做下去了。

　　当然，也遭到过一些非议，当我的观点跟有些人的观点不一样的时候，就有人质疑：你是不是正经医生？三甲医院的医生那么忙，怎么会有时间做科普？当我抨击一些伪科普内容时，就会有人来反驳，甚至威胁我。身边的朋友和家人也曾经劝我：你好好当个医生就可以了，何必去做一些费力不讨好的事情。

　　说实话，我也动摇过，可转念一想，如果我放弃了，那些做伪科普内容的人不就胜利了吗？我不能让那些伪科普横行，必须与他们对抗到底！

　　做科普的这几年，我收获了很多，不仅仅是粉丝和阅读量，更重要的是我发布的内容帮助了很多朋友，很多人因为看了之后去做了胃镜或肠镜，发现了早期的息肉、癌症，并及时治疗，挽救了自己的生命和家庭；疫情期间，我发表了大量关于新冠肺炎的科普内容，帮助大家全面地了解这种全新的传染病，掌握了正确的防护手段，消除了大家的恐惧。同时，为了尽可能保证科普内容的准确性，我自己也查阅了大量文献，学到了很多新的知识。

有一天，出版社的朋友对我说，你发布了这么多有意思、简单易懂的医学科普知识，为什么不把这些内容总结一下，以图书的形式出版呢？因为有很多朋友更喜欢传统媒体，还有一些中老年朋友不喜欢上网或者不懂得怎么上视频网站，医学科普知识以图书的形式出版之后，这部分人也有机会看到。

我觉得很对，图书是一种方便翻阅和查找的工具，我把大家最关心、最容易搞错的，以及对大家最有用的科普知识写进书里，大家就可以把它当成枕边书，想起来的时候翻一翻，看一些有趣的科普知识。这是一本老少皆宜的科普书，图文并茂，内容包括日常生活的方方面面，例如健康饮食、养生、肿瘤防治、防癌体检等，还有乙肝、便秘、胆囊结石、幽门螺杆菌感染等常见疾病的防治知识。

你可以自己阅读，也可以送给长辈或者亲戚朋友，这本书是走亲访友的必备佳品，相信它一定可以帮到大家！

普外科曾医生

2021 年 9 月

目录

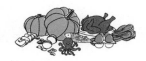

第一章
生活中的饮食健康常识

第二章
身体健康养护常识

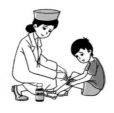

第三章
肿瘤、癌症离我们并不远

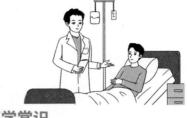

第四章
了解最基本的医学常识

第五章
医生告诉你答案

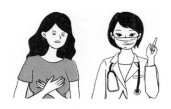

第一章

生活中的饮食健康常识

与我们生活息息相关的饮食健康百科，
破除对身体有害的、流传甚广的健康谣言。

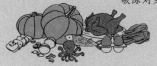

🔍 "酸奶"既没营养还容易让人长胖?

有人可能会问:酸奶不是很健康的食物吗?为什么爱喝酸奶的我越来越胖?

这是因为你喝的可能不是真正的酸奶,而是假酸奶,实际上很多人喝的都是假酸奶。

乳酸菌饮料不是酸奶

看一看自己喝的"酸奶"包装上是不是这样写的:乳酸菌饮料。

乳酸菌饮料酸酸甜甜的,很好喝,但它不是真正的酸奶,它的含糖量很高,有些乳酸菌饮料每 100 毫升的含糖量高达 12 克,甚至超过 12 克,比可乐的含糖量还高,每 100 毫升可乐的含糖量通常是 11 克左右。天天喝这种乳酸菌饮料的话，怎么可能不长胖？

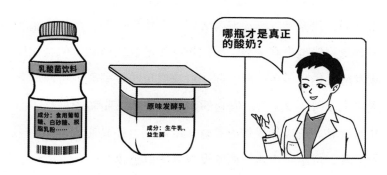

　　乳酸菌饮料中的蛋白质含量也很低，每 100 毫升的蛋白质含量只有 1 克左右。下次再买酸奶的时候，请一定要看清楚它的产品种类，最好不买乳酸菌饮料，发酵乳才是真正的酸奶。

发酵乳才是真正的酸奶

　　发酵乳分为两种，一种是原味发酵乳，另一种是风味发酵乳。

　　原味发酵乳，也就是普通的发酵乳，其成分非常简单，即生牛乳加发酵菌。国家这样规定发酵乳的蛋白质含量：每

100 毫升原味发酵乳的蛋白质含量应大于等于 2.9 克。

　　风味发酵乳中添加了一些其他成分，比如白砂糖、食品添加剂、代糖等，会让发酵乳的口感更好一些，当然，脂肪的含量可能也更高一些，所以风味发酵乳的营养价值会比原味发酵乳稍微逊色一些。每 100 毫升风味发酵乳的蛋白质含量应大于等于 2.3 克，但它的碳水化合物、脂肪含量高于原味发酵乳。所以如果想吃最健康的酸奶，还是应该选择原味发酵乳，但不可否认，原味发酵乳的口感较差。

　　酸奶与牛奶相比，谁的营养价值更高呢？答案是酸奶。因为酸奶在发酵的过程中还会产生一些维生素，而牛奶含有的营养成分在酸奶中基本都有，两者的营养价值差别不会很大。

　　酸奶还有一个好处是：在发酵的过程中大部分的乳糖都被分解了，所以乳糖不耐受的人可以喝酸奶，并能减轻腹胀、腹泻、腹痛的症状。

　　如果喝牛奶不会产生不适，喝牛奶就可以了，毕竟纯牛奶比酸奶更便宜，营养价值也不比酸奶差很多。如果你患有乳糖不耐受，喝完牛奶之后会产生不适，可以选择喝酸奶。

　　现在你明白了吗？以后买酸奶的时候一定要认准这三个字：发酵乳。这才是真正的酸奶！

🔍 红糖、阿胶能补血？
你被骗了

女性在日常生活中经常会提及补血的话题，还会买一些补血产品，但这些号称有补血作用的产品其实根本没有效果。

第一个是红糖。很多女性喜欢喝红糖水，号称可以补血补气，其实红糖中 95% 以上的成分都是糖，里面含有的铁或矿物质非常少。喝红糖起不到补血的作用，只会让人越喝越胖。

第二个是红枣。很多人认为红枣是红色的，就可以补铁补血，但其实红枣中铁的含量是非常低的，每 100 克干枣的含铁量只有 2.3 毫克，而鲜枣的铁含量更低，达不到补血的效果，而且红枣中糖的含量也很高，吃多了会长胖。

第三个是阿胶。阿胶是由驴皮制成的，最主要的成分是胶原蛋白，胶原蛋白没有补血的作用，里面所含的必需氨基酸较少，并不是优质蛋白，营养价值不如鸡蛋，鸡蛋的蛋白里含有大量人体必需的氨基酸。

贫血的原因非常多，真正有补血需求的人应该先去医院的血液科检查一下贫血的原因，然后针对病因，采取特定的治疗。

其中缺铁性贫血是最常见的贫血，那么，哪些食物可以补铁、补血呢？

第一，动物的肝脏。动物肝脏是含铁量较为丰富的食物之一，猪肝、羊肝、牛肝等都可以补铁，但是动物内脏嘌呤含量高，不建议多吃，一周一次即可，每次摄入量不要超过100克，也就是2两。

第二，动物的血液。"以血补血"是有一定道理的，猪血、鸭血等动物的血液含有丰富的铁，动物血液里的铁是血红素铁，比果蔬中的铁更容易吸收，而且动物血液属于低脂高蛋白食物，可以适当多吃。

第三，红肉。猪肉、牛肉、羊肉等哺乳动物的肉，都属于红肉，红肉的铁含量也是比较丰富的，但是红肉中饱和脂肪酸较多，吃多了对身体不好，建议大家每天摄入不要超过100克。

同时，还要多吃新鲜的蔬菜和水果，蔬菜、水果富含维生素C，可以促进铁的吸收。另外，新鲜的蔬菜、水果中富含叶酸，叶酸也可以帮助身体造血。

🔍 苦瓜能降血糖、祛湿气，还能减肚腩？

　　这是一条点赞量超过 50 万的伪科普信息。

　　苦瓜的这些妙用您要知道。第一，苦瓜加木耳，血糖稳住了；第二，苦瓜加蜂蜜，色斑变淡了；第三，苦瓜加生姜，湿气排出了；第四，苦瓜加枸杞，肝脏变好了；第五，苦瓜加绿茶，肚腩不见了。

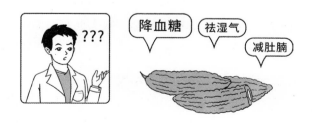

苦瓜竟然有这么多作用？你相信吗？

这条伪科普信息不禁让我想：说这些话的人难道是种植苦瓜的吗？是苦瓜滞销了吗？当然不是，他们发的这些所谓的小妙招、小高招只是为了吸引人们的注意力，实际上是伪科普信息。

仔细想一下，苦瓜加木耳，血糖稳住了。血糖这么好控制吗？据我所知，血糖不好控制，需要借助很多种类的药物通过不同的机制来控制。简单的苦瓜加木耳就能让血糖稳住，这简直是开玩笑。想一想，如果血糖如此容易稳住，为什么制药企业每年投入那么多资金来研发治疗糖尿病的新药呢？

假如有糖尿病人看到并相信了这条伪科普信息，天天不吃药，只靠吃苦瓜、木耳来控制自己的血糖，那就危险了。

如果血糖升得特别高，可能会出现糖尿病酮症酸中毒，这是有生命危险的。如果病人长期不控制血糖，就会出现非常多严重的并发症。比如糖尿病足，病人的脚会溃烂，严重的话甚至需要截肢，后果非常严重。

这样的伪科普信息真是害人不浅。

荔枝很甜，但吃多了会得荔枝病

众所周知，苏轼特别爱吃荔枝，他在一首诗里这么写：日啖荔枝三百颗，不辞长作岭南人。我们都知道这是诗词里夸张的修辞手法。如果你真的一天吃 300 颗荔枝的话，可能会要了你的命，请大家切勿模仿。

你听过荔枝病吗？人在空腹时，吃了大量的荔枝之后，可能出现头晕、心慌、恶心、乏力等低血糖的表现，严重的话，可能有生命危险。

我们都知道荔枝很甜，它的糖分含量很高，大概在16%，是西瓜的 3 倍左右。你可能很疑惑：怎么吃了这么甜的水果还会低血糖？对于这个问题，科学家还没有给出明确的答案。

我猜测有两个可能性。第一是果糖，荔枝中含有比较丰富的果糖，但这种果糖并不能被人体直接吸收，而是先在肝脏中转变成葡萄糖或者糖原。果糖在分解代谢的过程中，会刺激胰岛细胞分泌大量的胰岛素，这样一来，人就会出现低血糖的反应。但是，果糖含量高的水果不止荔枝，其他水果也可能果糖含量比较高，为什么吃其他的水果不会有低血糖的反应呢？这就涉及第二个可能性，有研究发现，荔枝里还有两种其他的物质，分别是 α – 亚甲基环丙基甘氨酸和次甘氨酸 A，这两种物质有降低血糖的作用，而且这两种物质在没有成熟的荔枝当中含量更高。

所以荔枝虽好吃，但千万不要贪多，特别是儿童，儿童的血糖调节能力较弱，因此家长要格外注意限制儿童吃荔枝的量。有人建议成年人一天摄入荔枝的量不要超过 300 克，儿童一次不要超过 5 颗，而且不建议空腹吃荔枝，建议大家餐后半个小时左右吃荔枝。如果吃了荔枝之后出现头晕、乏力、恶心、呕吐等低血糖的情况，要赶紧喝点糖水或吃点巧克力，快速补充能量。

🔍 感冒发烧嗓子疼，还可以吃冰激凌吗？

前一阵子，我在微博看到一条热搜消息：

患者扁桃体发炎、咽喉肿痛，医生居然让他吃冰激凌来缓解。

这条消息颠覆了很多人的认知。实际上，在医生看来，这是很常见的操作。在一些美剧里有时会看到，小孩生病发烧了，咽喉肿痛不舒服的时候，去医院看病，医生会给小孩子发冰激凌或雪糕。咽喉发炎、嗓子疼，局部出现红肿热痛，吃冰块、冰激凌可以给咽喉处局部降温，收缩血管，从而起到缓解局部红肿和疼痛的作用。

这个原理非常简单。就像运动员受伤之后马上拿冰块进行冰敷，只不过在咽喉这个部位，冰敷不好操作，含冰块或吃冰激凌、雪糕，其效果是一样的。

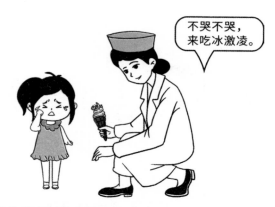

发烧的小朋友大哭不止

　　吃冰激凌还有其他的作用，很多朋友发烧或者感冒之后都没有胃口，那么吃一个冰冰凉凉的冰激凌，不仅可以缓解局部的症状，还可以补充能量。

　　但是提醒大家注意，吃冰激凌并不是药物治疗，这只是有利于缓解局部红肿疼痛的症状，如果你出现咽喉炎、扁桃体发炎首先还是要去就医，由医生判断引起症状的原因，对症下药。

　　另外，吃这些冰的、冷的食物时一定要适度，因为有的人胃肠道比较脆弱，吃多了之后，有可能会出现肚子不舒服，甚至拉肚子的情况。所以要根据自身的情况来判断到底能不能吃冰激凌。

🔍 生病了，别喝粥？

张文宏医生曾提道：生病了，别喝粥，光喝粥是没有用的！对于这一观点，有的人表示支持，有的人则表示反对。不是总听别人说喝粥养胃吗？在医生眼里，粥是没有营养的吗？

无论是大米粥还是小米粥，其主要成分都是碳水化合物，而且粥比米饭容易被消化吸收，会导致血糖升得特别快，因此，糖尿病患者需要特别注意，尽量少喝粥。

由于粥的主要成分是碳水化合物，所以粥的营养价值有限。除了碳水化合物，我们人体还需要摄入蛋白质、脂肪、维生素、电解质等营养物质，因此，从这个角度来说，只喝粥是远远不够的。

喝粥真的养胃吗？

在我们以往的观念里，粥是养胃的，有胃病的人应该经常喝粥，但其实喝粥并不能达到养胃的效果。粥进入胃里之后，胃不怎么需要对其进行研磨，很容易消化。也就是说，喝粥的时候，胃不怎么需要工作。长期来看，喝粥反而对胃不好。俗话说，用进废退，长时间不怎么工作，胃的消化功能会越来越弱，这反而对身体不利。

作为医生，一般只有在患者患有急性胃肠炎或刚做完胃肠道手术，胃肠道功能还没有恢复的时候才建议先从食用流质食物开始，慢慢过渡到其他食物，逐渐转变为正常饮食，比如可以先喝水、米汤，然后是粥、面条、包子、米饭。

其实，胃有强大的自我修复能力，不需要通过天天喝粥来养胃。有慢性胃病的人要规律进食，按时吃三餐。吃饭时细嚼慢咽，每餐吃七分饱。同时也要不抽烟，不喝酒，不吃辛辣刺激的食物，少盐少油，清淡饮食，少摄入高脂肪性食物。

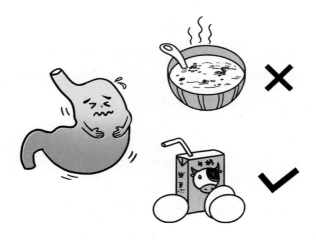

营养均衡、清淡饮食最重要

胃黏膜不喜欢高盐饮食，高盐会损害胃黏膜，中、日、韩三国是胃癌高发区，极有可能是因为人们口味重，每日钠盐摄入过多。做菜时，应该少放盐、酱油，清淡饮食。每天摄入的钠盐应少于 6 克，即一个啤酒瓶盖那么多。

还要做到不挑食、不偏食，均衡摄入碳水化合物、脂肪、蛋白质、维生素、膳食纤维等营养物质。

有研究表明，多吃蔬菜、水果可以降低胃癌的发病率，这可能与蔬菜、水果中的维生素 C 有关，建议每天摄入约

250 克水果和 500 克左右的蔬菜。

　　总而言之，如果得了胃病，首先要去医院查清病因，然后再选择适合的治疗手段。食疗只起到辅助作用，规律的生活和饮食才是最好的养胃方式。

鸡蛋和牛奶的营养价值高吗?

　　毋庸置疑，鸡蛋和牛奶的营养价值远远超过白粥。一个鸡蛋重约 50 克，含蛋白质 7 ～ 8 克、脂肪 5 ～ 6 克。鸡蛋的蛋白质中含有人类必需的 8 种氨基酸，而且氨基酸比例很适合人体生理需要，也容易被机体吸收，其利用率高达 98%以上，鸡蛋的营养价值很高。

　　蛋黄中含有丰富的卵磷脂、固醇类以及钙、磷、铁、维生素 A、维生素 D 及 B 族维生素，这些营养都是人体必不可少的，它们有着极其重要的作用，如修复人体组织、形成新的机体组织和参与复杂的新陈代谢过程等。

　　牛奶同样营养丰富，牛奶中含丰富的蛋白质、脂肪、维生素和矿物质等营养物质。乳蛋白中含有人体必需的氨基酸；乳脂肪多为短链和中链脂肪酸，极易被人体吸收；钾、磷、钙等矿物质配比合理，易于被人体吸收。

每 100 毫升牛奶中约含钙 110 毫克，为人乳的 3 倍，吸收率高，所以，牛奶是补钙的重要来源。《中国居民膳食指南（2016）》建议，成人每天钙的需求量为 800 毫克，其中一半可以由牛奶来提供，另外一半可以通过摄入绿色蔬菜、豆制品等其他食物补充。

所以，建议大家每天至少吃一个鸡蛋，喝一杯牛奶，满足自身营养需求。吃鸡蛋、喝牛奶并不是崇洋媚外，这是科学的营养学的建议。

如果你不喜欢喝牛奶或者喝牛奶后会腹胀、腹泻，可以试试酸奶或豆浆。

如果你特别喜欢喝粥，建议不要每天只喝白粥，可以试试杂粮粥，在粥里加入别的营养物质，并且适当补充肉类、蔬菜、水果。

🔍 吃大蒜可以杀灭
幽门螺杆菌吗？

　　大蒜是我们日常生活中很常见的食物，在很多人的眼里，大蒜有多种功效，杀菌、抗癌、降血压、降血脂、抗病毒等，仿佛无所不能。事实真的是这样的吗？有朋友经常问我，"大蒜对幽门螺杆菌有杀灭作用吗"，那么，就来讨论一下这个问题吧。

杀菌、抗癌、降血压……

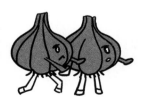

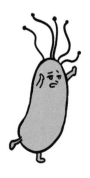

幽门螺杆菌

大蒜的药用价值来自大蒜素

大蒜，百合科葱属蔬菜，在我国种植广泛。大蒜因其辛辣的味道而一直被当作佐料或调味品。

另外，自古以来，大蒜已成为医疗用药必不可少的一种，原因是大蒜中含有大蒜素。相关研究表明，大蒜中富含至少33 种硫代有机化合物，它们是使大蒜产生刺激性气味、发挥药用效果的主要成分。当大蒜被破坏，即外力侵蚀、粉碎、剪切、咀嚼、脱水时，空泡蒜氨酸酶迅速裂解胞质半胱氨酸亚砜（蒜氨酸）。蒜氨酸通常会被蒜氨酸酶转化为大蒜素。有研究显示，大蒜素有消炎、降血压、降血脂、抑制血小板凝集、防癌、抗病毒等多种生物学功能，但是绝大部分研究结果都来自体外实验，应用于人体会有多大的作用，目前还没有定论。

什么是幽门螺杆菌？

幽门螺杆菌是一种专门寄生在胃里的细菌，是目前发现的唯一可以在胃的强酸性环境下长期生长的细菌，它会在胃里生长、繁殖，破坏胃黏膜。儿童是幽门螺杆菌的易感人群，我国有超过 50% 的胃炎患者感染过幽门螺杆菌。幽门螺杆菌是胃炎、胃溃疡甚至胃癌的致病因素之一。

幽门螺杆菌感染的患者大部分都没有特别的症状和体征，但几乎均存在慢性活动性胃炎，亦即幽门螺杆菌胃炎，感染者中约 10% ～ 15% 发生消化性溃疡，约 1% 发生胃恶性肿瘤，包括原发性胃癌和黏膜相关淋巴样组织（ MALT ）淋巴瘤。

怎样检测幽门螺杆菌？

检测幽门螺杆菌的手段非常多，包括抽血化验、化验大便、做胃镜、呼气试验等。其中，呼气试验是检测幽门螺杆菌最常用，也是首选的办法。

幽门螺杆菌可产生高活性的尿素酶。呼气试验采用同位素标记的尿素为检测原料。以碳 –14 标记为例，当病人服用碳 –14 标记的尿素胶囊后，如果患者的胃内存在幽门螺杆菌，幽门螺杆菌产生的尿素酶可将尿素分解为氨和被标记的二氧化碳，碳 –14 标记的二氧化碳通过血液经呼气排出。定时收集呼出的气体，通过分析呼气中碳 –14 标记的二氧化碳的含量即可判断患者是否存在幽门螺杆菌感染。

大蒜素能杀灭幽门螺杆菌吗？

在体外试验中，大蒜素可以抑制幽门螺杆菌的生长。穆加达姆（Moghadam）等人给含有幽门螺杆菌菌群的培养基中加入大蒜素后发现，大蒜素可以显著抑制幽门螺杆菌的生长。也有人发现，大蒜素对于耐药的幽门螺杆菌同样有效果。

但是，体外实验有效果不意味着在体内也一定有效，比如，酒精可以在体外杀死新冠病毒，但喝酒并不能预防和治疗新冠肺炎，两者是类似的道理。体内试验并没有发现大蒜素能够杀灭幽门螺杆菌，希克马蒂亚尔（Hekmatdoost）等人让30例幽门螺杆菌感染的患者每天服用4克的大蒜粉末，共计8周，与对照组比较，患者口服大蒜粉末后并没有杀灭幽门螺杆菌的效果。

还有另一项研究，给患者每天吃4次大蒜油胶囊，每次4毫克，连续吃14天，也并没有根治幽门螺杆菌。由此可见，大蒜素在体内并没有根治幽门螺杆菌的效果，还需要更多研究来评估其疗效。

总而言之，从现有的临床数据来看，并不能证明大蒜或者大蒜素在体内可以杀灭幽门螺杆菌。治疗幽门螺杆菌感染，还是要选择正规的手段。

由于耐药较严重，目前，四联疗法是治疗幽门螺杆菌感染的主要手段。不建议大家自己去药店买药来吃，服用抗生素有过敏的可能，而且每个地方的幽门螺杆菌对不同抗生素的敏感性也不一样，所以应该去正规医院找医生开药，按照医嘱服药。虽然有那么多的人都感染了幽门螺杆菌，然而，并不是所有人都需要根治。一方面，药物有一定副作用，需要权衡利弊；另一方面，滥用抗生素会导致细菌耐药，根治率会越来越低。

随着年龄的增长，一部分儿童免疫力增强，幽门螺杆菌感染会自愈。所以，儿童根治幽门螺杆菌感染一定要慎重。

治疗后什么时候复查？

吃药 14 天之后，至少要间隔一个月再复查。复查也是做呼气试验，如果呼气试验的结果显示为阴性，那么恭喜你，你已经痊愈了。

但要注意的是，痊愈之后，人对幽门螺杆菌并没有持续的免疫力，有再次感染的可能。

因此一定要注意饮食卫生，幽门螺杆菌主要通过粪口途径和口口途径传播。幽门螺杆菌感染者的粪便中存在幽门螺杆菌，如果水源被污染，身体健康的人饮用了含幽门螺杆菌的水之后就可能被传染。幽门螺杆菌感染者的口腔中也可能存在细菌，与之一起吃饭、接吻，使用不洁的餐具、母婴传播、唾液传播等都有可能传染幽门螺杆菌。

所以，吃饭要采用分餐制或使用公筷，不要共用碗筷，不要用自己的筷子给别人夹菜，不要嘴对嘴喂食。感染者在治愈之前一定要使用单独的餐具，使用后单独清洗，高温消毒。

总而言之，目前的研究不能证明吃大蒜可以杀灭幽门螺杆菌，而只会带来很大的口气！

🔍 到底吃什么
才能补肾？

　　在传统观念里，食补的概念根深蒂固。从小长辈就告诉我们，哪些食物多吃可以长高个儿，哪些食物多吃可以变聪明。长大之后，身边的朋友又告诉我们，有的食物吃了美白，有的食物吃了减肥，有的食物养胃，有的食物抗癌，有的食物补肾……老了之后，又有人说，这种食物应该多吃，可以软化血管，那种食物可以预防脑中风……不可否认，有些食物对身体确实有好处，长期摄入可以强身健体，预防一些疾病。但是，绝大部分食物都是没有治疗效果的，通过某种食物治病是不靠谱的。生了病还是应该去看医生，选择正规的治疗手段。

　　那么我们就来探讨一下，哪些食物可以补肾。

　　首先要搞清楚，中医的肾和西医的肾不是相同的概念。西医中的肾指的是肾脏器官，每个人有两个，位于腰部。肾脏的主要功能是过滤身体中的液体，形成尿液，排出代谢产物。西医中的肾脏属于泌尿系统，与男性的性功能没有关系。

而中医所说的肾脏，则抽象、复杂得多。中医认为，肾是主宰身体的动力源泉，决定着人一生的生长发育、生殖力、遗传能力、水液代谢、呼吸功能调节等。肾好意味着这个人精力充沛，毛发乌黑亮泽，性功能强。老百姓常说的补肾，一般是针对男性，主要为增强性功能，提高"小蝌蚪"的质量和生命力，提高生育能力。

那么，从科学的角度来讲，"肾虚"的人可以考虑多吃以下食物。

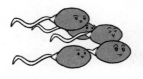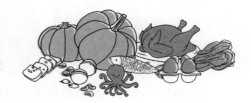

第一，富含维生素E的食物

维生素E能够促进性激素分泌，使男性精子活力和数量增加；使女性的雌性激素浓度增高，提高生育能力，一定程度地预防流产。谷类、南瓜、绿叶蔬菜、蛋黄、坚果类食物、肉及乳制品中的维生素 E 含量较为丰富，可以多吃，另外还可以适量使用维生素 E 制品，不过一定要在医生指导下使用。

第二，含锌的食物

缺锌会导致男性性欲低下，性功能障碍，精子活力和数量下降。补锌可以增强男性性功能，提高精子的质量。牡蛎中的锌含量是比较高的。除了牡蛎，还有牛肉、蛋黄、花生、芝麻、豆类等，这些食物都可以适当多吃。

第三，富含精氨酸的食物

精氨酸是生产精子的必需成分，精氨酸缺乏就会导致精子数量减少。而且，精氨酸在体内可以转换为一氧化氮，一氧化氮可以让血管舒张。阴茎的勃起需要一氧化氮，所以多吃富含精氨酸的食物，可以增加阴茎内皮细胞的一氧化氮含量，促进阴茎勃起。富含精氨酸的食物有鳝鱼、泥鳅、海参、墨鱼、章鱼、蚕蛹、鸡肉等。

以上是一些常见的补肾食品。在此提醒读者，食疗仅仅起到辅助的作用，并不能代替治疗。如果你有早泄、阳痿、勃起功能障碍、少精症等疾病，应该去看医生，接受正规的治疗，然后再配合食疗。除了食疗，增强体质也是非常有必要的，大家要多运动，控制体重，提高身体素质。

🔍 不吃早餐
容易得胆囊结石？

　　长期不吃早餐容易得胆囊结石吗？早餐可能会觉得很冤枉：为什么只盯着我，有很多人为了减肥不吃晚餐呢，不要只指责我早餐。

　　其实，这是有一定道理的。首先要明确一点，长期不吃东西会增加胆囊结石的发病率。我所就职的医院科室有这样一些患者，他们患有胃肠道肿瘤，做完手术之后，长时间不能吃东西，那么就要靠静脉输液获取营养。他们是容易得胆囊结石的人群。

为什么不吃东西容易得胆囊结石？

　　因为胆囊比较"笨"，胆汁并不是胆囊产生的，而是肝脏产生的，肝脏在源源不断地产生胆汁，胆汁通过胆管流到胆囊里，胆囊暂时储存了胆汁。人进食之后，特别是吃了一些脂肪性食物之后，胆囊收到信号就会收缩，把胆囊里的胆汁挤到肠道，让胆汁参与脂肪和一些脂溶性维生素的吸收。

如果长时间不吃东西，就不能刺激胆囊释放胆汁。肝脏源源不断地产生胆汁，但胆囊的空间是有限的，它不可能无限制地储存胆汁。于是，胆囊就会吸收胆汁中的水分，把胆汁浓缩，浓缩之后就会形成结晶，比如胆固醇、胆色素、胆盐，时间一长就容易形成胆结石。

所以，如果长期不规律饮食，不管是不吃三餐中的哪一餐都有可能诱发胆结石。为了预防胆囊结石，要规律地吃三餐。

为什么按时吃饭还会得胆囊结石？

有人可能会问，我明明按时吃饭了，怎么也得了胆囊结石呢？患上胆囊结石还有哪些重要因素？

第一个因素是遗传。有研究显示，遗传因素占胆囊结石发病原因的 25%，也就是说，有 25% 的人可能因为遗传因素得病，遗传基因暂时无法改变。

第二个因素是性别。女性发生胆囊结石的概率是男性的

1～3倍。

第三个因素是怀孕。女性在怀孕之后，胆汁的成分可能会发生一些改变，胆囊的排空速度也会降低。所以，怀孕之后，患胆囊结石的概率也会增加。

第四个因素是肥胖。肥胖的人体内的胆固醇含量高，容易在胆囊里形成胆固醇样的结石。

第五个因素是快速减肥。肥胖不健康，快速减肥也不健康，如果减肥太快，胆汁的成分发生了变化，胆汁内的黏蛋白和钙增加，促进胆固醇结石形成。所以，如果减肥太快，胆囊里也容易形成胆囊结石。

第六个因素是药物。有些药物会促进胆囊结石的形成，比如头孢曲松、女性吃的避孕药，另外，女性绝经之后使用的雌激素替代疗法也可能会增加胆囊结石的发病率。

第七个因素是长期吃素。这也可能会增加胆囊结石的发病风险。回想一下，是什么促进胆囊释放胆汁？是吃了脂肪性的食物才促进胆汁的释放。如果长期吃素，不摄入脂肪，就无法促进胆囊释放胆汁，如此一来，胆汁在胆囊里浓缩，也会形成结石。

如何预防胆囊结石？

第一，要控制自己的体重。肥胖的人胆固醇过高，相对来说更容易患胆囊结石。

第二，要规律地进食，按时吃三餐，同时要营养均衡，脂肪、蛋白质、维生素等都要摄入，特别是脂肪，摄入得太少或太多都不科学。所以要保证饮食的营养均衡。

第三，适当补充维生素 C。有研究显示，补充维生素 C 可以降低胆囊结石的发病率，这并不是推荐大家买维生素片吃，大家可以多吃蔬菜、水果。

第四，适当运动。有研究显示，运动可以降低胆囊结石的发病率。

第五，喝咖啡。咖啡可促进胆囊收缩，有利于胆汁排空。有研究显示，喝咖啡可以降低胆囊结石的发病概率，每天喝 1～2 杯咖啡即可，不要过量。如果是有胃病或者喝了咖啡会感到不舒服的人，就不推荐喝咖啡。

第六，适当吃一些坚果。坚果中含有较多的不饱和脂肪酸，不饱和脂肪酸可以促进胆汁的排泄，有利于预防胆囊结石。

第七，肥胖人士减重时不能减得过快，一个月减重最好不要超过 1.5 千克。前文也提过，减肥减得太快，也容易形成胆囊结石。

　　最后，对一些高危人群来说，可以考虑服用药物，但是，不建议大家自己盲目购买，一定要谨遵医嘱。

🔍 晚餐后吃水果
会诱发酒精肝?

之前看到一条伪科普视频,是关于晚餐后不要吃水果的,内容大致如下:

晚上吃水果竟会诱发酒精肝!晚餐后,胃消化食物需要4～6个小时,6小时后才会分解水果,这时,大部分水果在胃里已经腐烂了,甚至发酵形成酒精,堆积在肝脏,所以晚餐后最好不要吃水果,快转发给你的家人看看。

看完这个视频我倍感惊讶,把几句毫无道理毫无逻辑的话组合在一起,似乎就变成了真实、正确又吓人的科普知识。我们对此一一进行拆解、分析。

第一,胃消化食物需要4～6个小时,6小时后才会分解水果,这是错误的。

胃的主要功能是把食物碾碎，就像搅拌机一样。人们吃进去的所有东西通过口腔、食管，首先到达胃，在胃里通过不断地碾磨，以及在胃酸和胃蛋白酶的作用下，这些吃进去的较大块的食物会被碾成较小的食物，直至变成食糜。食物在胃里存留的时间主要跟吃的东西有关系。如果是水的话，很快就能通过胃；如果是一些比较硬、难以消化的食物，那么它待在胃里的时间可能会长一些。但是，胃内没有分隔，胃不会优先处理某一种食物，也不会将不同的食物分开处理，米饭、菜和水果到达胃之后，会同时不断地得到搅拌，并不是说胃先处理其他食物，最后才处理水果，这个逻辑是不对的。

第二，过了几小时后，吃进去的水果在胃里已经腐烂了，甚至发酵形成酒精，这也是错误的。

难道人体这么厉害，都可以酿酒了吗？我想反问一下，食物进入胃和肠道之后，是靠什么发酵的？那么，食物是如何发酵的？怎么"人体酿酒"比酒厂酿酒还快呢？为什么只有水果能酿酒呢？难道大米、小麦、高粱这些主食不可以吗？

按照这种逻辑，何止晚餐之后不能吃水果，早餐、午餐之后都不能吃水果。实际上，我们的消化系统没有酿酒的功能，人吃进去的水果、小麦等食物不会变成酒精。酒精肝的全称叫酒精性肝病，包括多种肝脏疾病，像酒精性肝炎、酒精性肝脂肪变性、酒精性脂肪性肝炎、酒精性肝硬化等。酒精肝是长期大量饮酒导致的肝脏损害的结果，与吃水果没有任何关系，大家不要相信这样的谣言。

🔍 爱吃糖容易得糖尿病吗？

　　得糖尿病是因为吃糖或者吃甜食太多了？不是的，吃糖和糖尿病没有必然的联系。今天曾医生就来科普一下：糖尿病并不是吃糖吃出来的。

　　糖尿病发病的根本原因是血糖代谢出现了问题。通常来说，进入人体内的糖分会被分解产生能量或合成糖原和脂肪，将能量储存起来，这些过程都需要一种非常重要的激素——胰岛素。

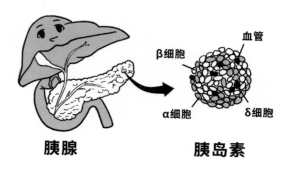

胰腺　　　　　　　胰岛素

　　胰岛素是由胰腺的 β 细胞分泌的，如果胰腺出了问题，胰岛素就会分泌不足，从而导致糖尿病。还有一种情况，胰岛素分泌充足，但身体利用胰岛素的能力下降，出现胰岛素抵抗，这也会导致血糖代谢紊乱，从而使人患上糖尿病。

糖尿病的分类

　　糖尿病大致可以分为 1 型和 2 型。1 型糖尿病患者是自身免疫、遗传或者病毒感染等因素导致胰腺功能受损，胰岛素分泌不足。1 型糖尿病常见于青少年群体，治疗的最重要原则是补充胰岛素以及控制饮食。

　　2 型糖尿病则不一定是因为胰岛素分泌不足，有些患者甚至胰岛素分泌过多，但胰岛素不能完全发挥作用，体内存在胰岛素抵抗现象。2 型糖尿病的发病与遗传、不良生活饮食习惯、年龄、种族、环境因素等密切相关。

　　除了以上两种，糖尿病还有妊娠糖尿病和其他特殊类型，在此就不展开介绍了，想详细了解的读者可以查阅相关资料。

糖尿病常见的两种类型

对比项	1 型糖尿病	2 型糖尿病
危险因素	遗传、病毒感染、自身免疫性因素	遗传、肥胖、腹型肥胖、缺乏体力活动、吸烟、饮食、环境、代谢综合征
好发人群	儿童和青少年	成年人、中老年人
患病比例	约 5%	约 95%
肥胖或超重	20%～25% 患者超重	大于 80% 患者肥胖
检测	糖化血红蛋白（HbA1c）测定、随机血糖、空腹血糖、基因检测（伴有疾病家族史）、自身抗体	HbA1c 测定、随机血糖、空腹血糖、口服葡萄糖耐量试验

摄入糖分过多会间接诱发胰岛素抵抗

　　虽然糖尿病与吃糖没有必然的关系，但如果摄入的糖分远远超过身体所需，糖分就会转变为脂肪，体重会超标，导致肥胖，肥胖容易诱发胰岛素抵抗，最终也会导致患上糖尿病。

　　有大量研究显示，肥胖是发生糖尿病的高危因素，会增加糖尿病的发病率，但肥胖不是唯一的因素，与糖尿病也没有必然的联系。

　　因此，肥胖人群要注意控制糖分的摄入量，减肥有助于控制血糖平衡。

糖尿病患者不能吃"糖"？

首先，要明确一个概念，糖分对人体而言是不可或缺的，糖分能为人体的各种活动提供能量。即使不吃任何含糖的食物，体内的脂肪或者氨基酸也会转变为糖分，给身体提供能量。因此，糖尿病患者不能吃糖的说法不完全正确。

其次，不能以味觉上的"甜不甜"来判断食物是否含有糖分。米饭、馒头等主食，虽然不甜，但含糖量都很高，这些食物中含有大量的淀粉，淀粉属于多糖，进入身体之后，会被分解为单糖，同样会使血糖上升。

糖尿病患者并非一点糖分都不能摄入，米饭、馒头、土豆、水果等食物都可以适当摄入，重要的是控制摄入糖分的总量，不能吃太多。

有的食物升血糖快，有的食物升血糖慢，衡量升血糖快慢的指标叫作升糖指数（GI）。升糖指数高的食物进入胃肠后被消化得快，吸收率高，糖分释放快，从而会使血糖较快达到峰值。

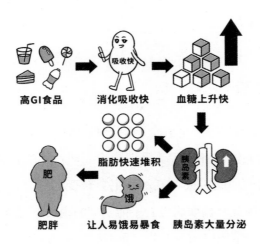

升糖指数低的食物在进入胃肠后停留的时间长，糖分释放缓慢，使得餐后血糖峰值较低，引起的血糖反应较小，需要的胰岛素也相对较少，避免了血糖值的剧烈波动，能够有效稳定血糖水平。

升糖指数高的食物有馒头、粥、白米饭、爆米花、西瓜、汽水、可乐、蜂蜜、白糖、橙汁等。

升糖指数低的食物有燕麦、全麦面包、荞麦面、藜麦、茄子、苦瓜、黄瓜、豆类、牛奶、鸡蛋、菠菜、生菜、芹菜等。

食物升糖指数参考表

升糖指数	低	中	高
GI	0 ～ 55	55 ～ 70	70 ～ 100
血糖影响	小	中	大
主食类	糙米、燕麦、全麦细面条、通心粉	南瓜、芋头、米粉、甜玉米、马铃薯	小麦粉面包、油条、馒头、白米饭
水果类	苹果、番石榴、木瓜	菠萝、香蕉、柿子	西瓜
其他类	大部分蔬菜、乳制品（无糖）	甜菜、煮南瓜、布丁、栗子	饼干、蛋糕、薯片、油炸甜甜圈、果酱

　　糖尿病患者在控制摄入总量的基础上，应该尽量少吃升糖指数高的食物，选择升糖指数低的食物，这样才能既让血糖保持稳定，又保证身体的能量供给。

　　总而言之，糖尿病并不是吃糖吃出来的，两者没有必然的联系。

🔍 人每天都要补充益生菌吗？

　　人的肠道里存在大量细菌，研究显示，人体肠道内寄生着 100 万亿个细菌，有 1000 余种，这些细菌有非常重要的作用，它们能影响体重和消化吸收功能，可以抵御感染和降低自体免疫性疾病的患病风险，还有可能影响人体对癌症治疗药物的反应。肠道的细菌可以分为益生菌、有害菌、中性菌，正常人体内的这三种菌群互相制约，以达到微生态的平衡。

　　益生菌指的是对人体有好处，可以帮助身体正常工作的细菌。益生菌可以防止身体被不友好的细菌感染。常见的益生菌有嗜乳酸杆菌、双歧杆菌、布拉氏酵母菌、唾液链球菌等。益生菌存在于每个人的体内，因此健康人群通常并不需要补充益生菌。但是现在市面上有大量的益生菌产品，人们对益生菌也有很高的关注度。

　　一部分原因是厂家狂轰滥炸的广告，充满了各种暗示的广告语让人们误以为每个人都需要补充益生菌。

　　其实，并不是这样。绝大部分人都不需要补充益生菌，因为我们肠道里就有大量的益生菌。而且，市场上的益生菌产品里是否真的含有益生菌，益生菌数量是否达标等都有待考证，况且益生菌进入肠道后存活率有多少，即使能够存活，产品里所含的益生菌是否就是你身体缺乏的……这些问题都值得深入研究。

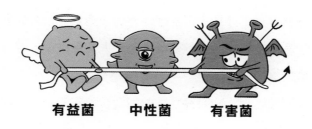

有益菌　　中性菌　　有害菌

　　也就是说，益生菌的作用有被夸大的嫌疑。在医学上，并没有特别充分的证据说明益生菌产品有治疗作用。补充益生菌之前，最好咨询专业的医生，选择合适的产品。

　　另外，益生菌制剂并不是药物，以美国为例，益生菌制剂并没有获得美国食品药品监督管理局的批准。根据现有的研究，益生菌可能对以下疾病会有一定的辅助作用：回肠贮袋炎、便秘、感染性腹泻。但使用之前，最好咨询专业的医生。

喝酸奶可以补充益生菌吗?

有人问，市面上售卖的酸奶都含有益生菌，我们可以喝吗？如果你喜欢酸奶的口味，并且喝了之后没有不舒服，喝酸奶是可以的。酸奶可能会帮助你改善消化，对身体健康有好处，低脂酸奶可以作为健康膳食的一部分。

但是，如果指望喝酸奶来补充益生菌，那可能要失望了，酸奶中最常使用的发酵菌是保加利亚乳杆菌和嗜热链球菌，这两种细菌只不过是酸奶发酵需要的细菌，它们可以发酵乳糖产生乳酸，但它们并不是益生菌，人类服用后，对身体没有特别的益处。

有的酸奶除了这两种发酵的细菌，确实添加了一些益生菌，但是，添加的益生菌数量是否足够，在酸奶生产、储存、销售的过程当中，还剩下多少活菌，这些都值得探讨，再加之这些益生菌进入人体内之后，还要经过胃肠的消化，所剩的活菌数量少之又少。所以，喝酸奶补充益生菌只是一个美好愿望，想要补充益生菌还是建议购买专门的益生菌制剂，选择菌株可靠、活菌数量足、有专门抵抗胃液消化处理的益生菌产品。

🔍 每天吃一个鸡蛋，
容易得糖尿病吗？

很多人给我转发过这样一条消息，向我求证它的真实性。

每天吃超过一个鸡蛋，得糖尿病风险会增加 60% 以上，因此也可以解释为什么过去几十年中国人患糖尿病的风险在持续稳步地增加。

这是一位主任医师发布的内容，他还是一位教授，他在评论区公布了相关文献，因此很多网友信以为真。于是就有人问我，这究竟是不是真的？如果吃鸡蛋会增加得糖尿病的风险，那鸡蛋还能不能吃？

教授引用的文献研究的是 1991 年到 2009 年中国人饮食的变化以及糖尿病发病率的变化，它是通过回顾性分析，用问卷调查的方式获取受访者从 1991 年到 2009 年食用鸡蛋的

046 曾 医 生 让 你 早 知 道

数量变化。

研究结果发现，2009 年，人日均食用鸡蛋的数量是 1991 年人日均食用鸡蛋数量的 2 倍。与此同时，糖尿病的发病风险也显著增加了。在该研究中，每天吃鸡蛋少于 9 克的人占 25%，研究发现，每天吃鸡蛋 26.6 ～ 27.5 克的人，糖尿病的发病率增加 1.6 倍。因此，教授就得出这个结论：鸡蛋吃得越多，糖尿病的发病风险就越高。但是，如果认真思考一下，这个结论是经不起推敲的。

从 1991 年到 2009 年，人们的生活水平提高了，鸡蛋作为人们日常生活中必不可少的食物，食用的数量自然会增多。但与此同时，随着生活水平的提高，其他食物的食用量也增加了，比如油炸食品，还有其他高热量、高脂肪含量的食品，再加上人们不爱运动，肥胖以及患慢性病的比例也都提高了。研究中也发现，吃鸡蛋多的人更多生活在城市化程度更高的地区、体力活动较少、体重指数更高，所以吃鸡蛋多的人可能经济条件更好，肥胖比例更高，缺乏体力运动，而这些更可能才是糖尿病的真凶。但是，教授的结论属于断章取义，不够严谨，单纯说鸡蛋吃得多增加了患糖尿病的风险，这是不合理的。

事实上，随着生活方式的改变，人们的运动量减少，高热量饮食频率增加等才是使人们患上糖尿病的原因之一，而不能单纯将病因归咎于食用鸡蛋数量的增加。

关于鸡蛋和糖尿病的关系，我们可以查到很多能够推翻这个结论的文献。因为很多研究证明，吃鸡蛋不会使糖尿病的发病率增加，甚至还有研究显示，吃鸡蛋可以降低糖尿病的发病率。

另外，这篇文献研究方法是回顾性研究，通过调查问卷的方式让被调查的人回忆十年前自己每天吃多少个鸡蛋，受访者真的能记住吗？信息来源的真实性、准确性本身就令人怀疑。

文献中也没有提到被调查的人是怎样吃的鸡蛋，是水煮，还是油炸，还是煎？相对来说，水煮是最健康的吃法，油炸、煎的鸡蛋中油脂含量很高，如果每天吃也会导致肥胖。因此，以这种不是很严谨的文献为依据得出这种结论是不科学的，这样会误导大众，甚至会造成恐慌。

每天吃几个鸡蛋最健康？蛋黄要扔掉吗？

那么，每天吃几个鸡蛋最健康呢？有人说，每天吃一个鸡蛋最好，也有人说，每天吃多少个都可以，吃得越多越好，众说纷纭。

鸡蛋是性价比很高的食物，价格不高，但它所含有的营养物质非常丰富。鸡蛋的营养物质主要在蛋黄里，蛋白中的主要营养成分是蛋白质。蛋黄中含有的营养物质就丰富多了，除了蛋白质之外，还有维生素、矿物质等。

蛋黄也有一个缺点就是胆固醇含量比较高，一个蛋黄中含有的胆固醇超过 200 毫克。于是，不少营养师认为鸡蛋不能吃太多，一天只能吃一个，否则摄入的胆固醇会过量。有人甚至建议吃鸡蛋的时候将蛋黄丢掉。

其实，不少权威的饮食指南都取消了对食物中摄入胆固醇的限制，也就是说，正常饮食中摄入的胆固醇量并不会引起血脂或胆固醇明显升高。因为胆固醇主要是在身体内部产生，并不来源于外部食物，人体每天大约产生 1000 毫克以上的胆固醇，这叫作内源性胆固醇。而通过食物摄入的胆固醇量远远低于内源性胆固醇总量。并且，人体拥有非常好的调控机制，如果胆固醇摄入得多，内源性胆固醇就会产生得少。整体来说，胆固醇含量处在一个相对稳定的水平。

既然如此，为什么 2021 年版本的《中国居民膳食指南》（以下简称《指南》）还要推荐每天吃 40 ～ 50 克的鸡蛋？这主要是跟蛋白质的摄入有关。

在现实生活中，如果完全按照《指南》规定进行饮食的话，不仅需要吃鸡蛋，还需要每天吃 300～500 克的蔬菜，200～350 克的水果，300 克的奶或奶制品……这样一来营养物质的摄入肯定是足够的。因此，吃一个鸡蛋就能满足蛋白质的摄入。

但如果不完全按照《指南》，每天摄入的肉、奶等含蛋白质的食物比较少的话，那么一天吃一个鸡蛋是不够的，一天吃两个或三个也是可以的。一个鸡蛋大概可以提供 6～7 克的蛋白质，成年人每天推荐的蛋白质摄入量约为每千克体重 1 克。如果只靠吃鸡蛋来摄入蛋白质的话，对一个体重 60 千克左右的成年男性来说，每天需要 60 克蛋白质，约等于 9 个鸡蛋，才能满足蛋白质的摄入需求；对一个 50 千克左右的成年女性来说，每天需要吃 8 个鸡蛋，才能满足蛋白质的摄入需求。

所以，"每天应该吃几个鸡蛋"这个问题就有答案了：如果严格按照《指南》，那么每天吃一个鸡蛋就够了；如果不完全按照《指南》，蛋白质摄入不够的话，那么每天吃两个或三个鸡蛋也可以。

不过，假如你已经出现了类似高胆固醇血症、高脂血症这样的代谢性疾病，那么，鸡蛋和其他一些高胆固醇的食物，都要控制摄入量。

　　根据《中国健康生活方式预防心血管代谢疾病指南》，一个身体健康的成年人每周可以吃 3 ～ 6 个鸡蛋。如果你的胆固醇偏高，每天的总胆固醇摄入量应当少于 300 毫克，差不多是一个蛋黄所含胆固醇的量。因此，如果你已经吃了一个鸡蛋的话，那么就不能吃其他胆固醇含量高的食物了，比如动物内脏、肥肉、海产品等。

　　最后，我觉得有一点好笑，鸡蛋会觉得自己很冤枉，此刻看书的你可能正在点外卖，也可能平时还喜欢吃汉堡、炸鸡、烧烤，喜欢喝可乐、奶茶、啤酒……人们平时明明吃了这么多垃圾食品、高胆固醇食物，却突然关心起每天吃几个鸡蛋才健康。这种讨论千万不要让产蛋的母鸡听到，它可能会被气得再也不产鸡蛋了。

🔍 枸杞养生有用吗?

有人问,购买枸杞是不是缴"智商税"[1]?还真不是。枸杞是一种比较健康的食物,其中含有丰富的维生素,比如 β 胡萝卜素、叶黄素,还含有一些枸杞多糖和膳食纤维,对身体有好处。

但很多人天天在保温杯里泡枸杞,只喝水不吃枸杞,这样就有问题了。枸杞大部分的营养物质并不会溶解在水里,因此泡完水之后也要把枸杞吃掉,否则枸杞的营养价值会大打折扣。

但是,黑枸杞是"智商税"。黑枸杞和普通枸杞的营养价值差别不太大。很多商家更多宣传黑枸杞含有丰富的花青

---

[1] 网络流行语。意思是在购物的时候缺乏自我判断能力,也就是花冤枉钱。

素，而花青素可以抗氧化，延缓衰老，有各种各样的功效。

　　实际上，通过口服花青素来清除自由基，达到抗衰老的目的，目前的研究只是停留在实验室阶段，通过口服花青素对人体到底有多大的功效还值得商榷，而且花青素在很多的食物中都有，比如茄子、紫薯、葡萄、蓝莓等，这些食物都含有丰富的花青素，并且价格比黑枸杞要便宜得多。

　　还有人说，枸杞可以明目，对眼睛有好处，这主要是因为枸杞中含有比较丰富的叶黄素。但是，叶黄素并不能预防或者控制近视。叶黄素对于老年人是有好处的，很多研究都证实，叶黄素可以保护视网膜，可以预防和治疗老年性视网膜黄斑区病变引起的视力下降。除了枸杞，很多蔬菜水果都含有丰富的叶黄素，如玉米、南瓜、西兰花、芹菜、空心菜等。所以，如果你饮食均衡，蔬菜水果吃得多，完全可以不用依靠枸杞。当然，如果你喜欢吃枸杞，那完全没有问题，建议直接吃或泡水吃。

🔍 水果很健康，
果汁却是垃圾食品？

有人说，水果是非常好的食物，但榨成果汁之后就变成了垃圾食品。这是真的吗？

大家吃水果是为了什么？如果是为了补充膳食纤维和维生素、矿物质，那么将水果榨成果汁之后，这些营养成分都会大大损失。

没有果肉渣的果汁中膳食纤维也会损失掉。水果在被榨成汁的过程中，细胞被破坏，里面的维生素释放出来，接触到空气之后就被氧化了。维生素 C 就很容易被氧化、失活，有人做过研究，哪怕是鲜榨的果汁也会有 30% ～ 80% 的维生素 C 因为被氧化而损失掉。此外，还有一些不溶于水的矿物质也会损失。

由此看来，喝果汁确实不如直接吃水果更健康。

另外还有重要的一点是，实际上喝果汁可能等于在喝

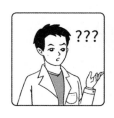 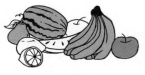

健康食物！　　　　**垃圾食物？**

"糖"。《指南》推荐大家每天吃 200 ～ 350 克的水果，但如果一杯鲜榨果汁所需要的水果可能就不止这个克数了。有的广告说一杯果汁等于 5 个橙子，那么，其中含有多少糖分呢？可能远远超过了半斤水果的量。摄入过多糖分容易使人长胖，而且这些糖分都是非常好吸收的，升糖指数很高。

综合来说，喝果汁确实不太健康。但草率地把果汁归为垃圾食品也过于夸张。

如果一定要喝果汁，需要注意以下几点：

第一，一定要喝 100% 的纯果汁，不要喝果汁饮料。果汁饮料实际上就是有一点水果味的"糖水"，含糖量过高，没有太大的营养价值。

第二，榨果汁的时候不要扔掉果肉渣，而是把果肉渣一起吃掉，因为果肉渣里面含有膳食纤维。

第三，每天喝果汁不要超过一杯，喝太多果汁会导致肥胖。

当然，最好还是吃水果，少喝果汁。

🔍 冬虫夏草不是保健品，长期服用可能中毒

很多朋友问，冬虫夏草值不值得买？在此回答一下，建议不要购买。

早在 2016 年，国家食品药品监督管理总局就发布了关于冬虫夏草类产品的消费提示，冬虫夏草中砷含量超标，是正常限值的 4 倍以上，人长期摄入，会导致砷中毒。基于这种考虑，国家食品药品监督管理总局将冬虫夏草从保健品中除名，严禁以冬虫夏草为食品原料生产普通食品。

有的人可能对砷比较陌生，但大家应该听过砒霜吧？砒霜的主要成分就是三氧化二砷，因此，长期摄入砷超标的冬虫夏草，后果不言自明。

有人可能会说，冬虫夏草可以抗肿瘤，增强免疫力，但是这些功效没有得到权威临床研究的证实。

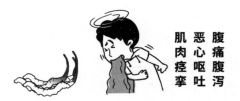

砷中毒

　　有研究发现，在虫草里有少量抗癌成分，例如虫草素和喷司他丁，但令人意外的是在冬虫夏草里，这些成分都没有被检测出来，反而在比较便宜的蛹虫草中检测出来了。很多卖冬虫夏草的商家看不起蛹虫草，他们认为蛹虫草是假冒伪劣的虫草，冬虫夏草才是正宗的虫草。其实，即使虫草中含有一些抗癌成分，这些成分在进入人体之后，也有可能被人体消化掉，无法发挥作用，或者抗癌成分含量太少，最终起不到抗癌的效果，目前没有大型的临床研究证实虫草可以治疗癌症。

　　现在大家明白了吗？长期摄入冬虫夏草对身体有危害，并且也没有权威临床试验证明其具有抗癌的效果，国家食品药品监督管理总局早已把冬虫夏草从保健品的行列里"踢出去"了。

第二章
身体健康养护常识

人们生活水平提高了，但亚健康问题却日益凸显。

关注身体健康养护常识，改善生活方式，

提高免疫力，真正提高生活质量，

才能健康长寿。

珍爱生命，避免过度劳累

前一阵子，某公司 22 岁的女员工凌晨猝死；电视剧《巴啦啦小魔仙》美琪扮演者孙侨潞 25 岁猝死。为什么如此年轻的人也会猝死？

2020 年 2 月，《中国急救医学》杂志上刊登了一篇文章，这篇文章分析了 5516 例猝死者的一些特征，给我们很大的启示。

根据文章，猝死多发生于冬天或夏天，猝死常见的三大类型分别是心源性猝死、脑源性猝死、肺源性猝死。在心源性猝死的原因中，冠心病排在第一位。

15～31 岁的年轻人猝死常见的三大原因分别是心肌病、心肌炎、冠心病，都是心脏方面的毛病。猝死中有症状体征的人最常表现为突然发作或休息睡眠中，其次表现为呕吐、呼吸困难、头晕、胸闷、胸痛、腹痛等。最常见的两个诱因分别是情绪激动和劳累，所以大家一定要保持平和的心态，不要生气，不要着急，更重要的一点是不要劳累、不要熬夜。

人在不生病时很少意识到健康的重要性，但是当生了病的时候，人们才会发现，原来健康才是最重要的。

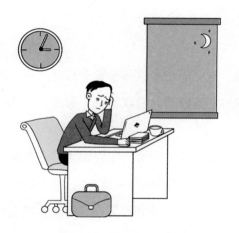

在连续加班，过度劳累，身体感觉不舒服时，一定要马上停下来，即使不做这份工作，也一定要停下来休息。生命才是最重要的。

躺着很舒服？
这些人饭后千万不要躺着

有人说，吃完饭之后立刻躺着会长胖；有人说，吃完饭之后立刻躺着会导致消化吸收不良。那么，到底哪种说法是正确的呢？

关于第一种说法，其实，吃完饭之后立刻躺着并不会让人长胖。因为人摄入的热量是一定的，是否躺着对此没有太大的影响，但是如果长期躺着，不运动，肯定会长胖，因为能量消耗得太少就会变成脂肪堆积起来。

关于第二种说法，实际上，吃完饭之后立刻躺着是否会导致消化吸收不良因人而异。对大部分人来说，吃完饭之后躺着对消化吸收的功能不会有太大的影响，特别是在吃得不是很饱的情况下。当然，如果在吃得特别饱，胃里全是食物的情况下，饭后立刻躺着可能会导致胃胀、不舒服，甚至会出现打嗝、嗳气的情况。

　　还有一种情况，提醒各位，如果你已经出现胃食管反流现象，吃完饭之后就不要立刻躺着了。

　　什么是胃食管反流呢？胃最上面的地方叫贲门，再往上是食管，吃的东西是通过食管下来，最后到了胃里。在正常的情况下，胃里面的东西不会反流到食管里去，因为这里面有一个非常强大的东西——贲门，它就像一个单向的阀门，只允许食管里的食物进入胃里，而胃里的食物不能反流进入食管。如果胃抗反流的贲门结构发生了改变，那么胃里的东西就会反流到食管里去。众所周知，胃酸是强酸性的，胃里的东西反流进食管之后会刺激食管的黏膜，导致烧心、反酸、咳嗽等症状，这叫作胃食管反流或反流性食管炎。建议这类患者饭后不要立即躺着，因为躺着的时候，胃也变平了，胃里面的东西更容易反流进食管。

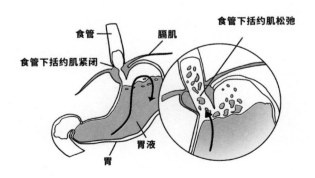

　　对于这样的患者，建议饭后适当地走一走，而且建议在睡觉之前的两三个小时内不要吃东西，否则在睡觉的时候很容易出现反流的情况。另外，可以在晚上睡觉的时候把床头垫高一点，这样就不容易出现反流了。

🔍 失温时应该如何自救？

前一阵子有一个新闻：甘肃山地马拉松越野赛遭遇极端天气，造成 21 人死亡。报道中提到一个概念——失温。失温是指人长期暴露在寒冷的环境中，身体的产热速度赶不上热量丧失的速度，生理机能下降的现象，严重时可导致死亡。

刚开始失温的时候会觉得很冷，手脚不自主地颤抖，再发展下去就会出现意识不清醒，讲话含糊，动作不协调的情况，再严重的话就会出现意识丧失，昏迷，甚至心跳、呼吸骤停的情况，最后死亡。

那么，碰到这种极端天气时应该如何自救呢？掌握以下几点，关键时候可以保命。

第一步，快速转移。如果你碰到这种寒冷潮湿大风的天气，要赶紧离开这种环境，选择一个相对来说比较干燥、避风的环境躲起来。

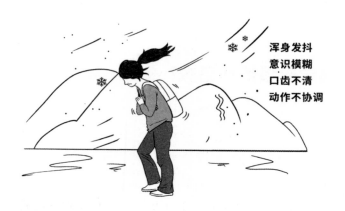

浑身发抖
意识模糊
口齿不清
动作不协调

　　第二步，更换衣物，把身上潮湿的衣服脱下来，换上干净、保暖的衣服。因为潮湿的衣服丧失热量的速度远远快于干燥的衣服。

　　第三步，立即给核心区域复温，如果有睡袋的话，就钻到睡袋里去；如果没有睡袋的话，可以与同行的人员抱在一起，相互取暖。如果有暖水袋、发热贴的话，将其放在脖子、腋窝、大腿根部等有大血管经过的部位，让这些部位快速复温。另外，要纠正一个错误，不要用雪或手搓那些冻伤的部位，这样做的增温效果并不好，而且有可能会造成二次损伤，且损伤表皮。

　　第四步，快速补充热量，如果有巧克力、能量棒等的话就赶紧吃。要注意，千万不要通过喝酒来保暖。酒的热量并不高，而且喝酒之后，全身的外周血管会扩张，反而会把热量带走。通过喝酒的方式来暖身子，这是不科学的。

做完以上步骤之后，就是耐心等待救援或者待体温恢复之后自行离开。应对失温，预防往往比治疗更重要。去参加野外的马拉松或越野赛时一定要带足够的衣服，身上的衣服湿了就马上换上干净、干燥的衣服。围巾、手套、帽子等物品，能带就带。还要带能量补给，巧克力、能量棒等都是可以的。另外，碰到极端天气的时候，千万不要逞强，一旦坚持不下去就要立刻撤退。

🔍 老年人摔跤很致命

袁隆平先生不幸去世，很多人都很难过。有关袁老去世的原因，有新闻报道称，他在 2021 年年初时不小心摔了一跤，大腿骨折，然后就去医院治疗，后因多器官功能衰竭死亡。

如果家里有老人的话，一定要小心，摔倒是 65 岁以上老年人伤害死亡的首要原因。老年人摔倒之后，记住两件事情，可以救命。

第一，快摔倒时，如果旁边有物体，比如树、桌子、凳子等，就赶紧扶住旁边的物体。如果没有，就下意识地用手撑地，宁肯手摔伤，也不要让大腿摔骨折，因为手关节骨折恢复起来相对比较容易。尽量不要让屁股、脖子、头着地。

如果髋关节骨折，后果是非常严重的，其致死率和致残率都很高，有学者称髋关节骨折是老年人最后一次骨折。很多老年人患有骨质疏松症，其骨头非常脆弱，就像被虫子啃出洞的树木，这时候稍微用点力，就容易骨折。所以老年人一定要预防摔跤，同时要定期体检。如果老年人患有骨质疏松症的话，应该适当补充钙、维生素 D，甚至使用一些特殊的药物进行治疗。平时应该适当锻炼，增强体质。

第二，这一点非常重要，如果老年人摔倒的话，不要轻易去扶他。当然，这不是怕他敲诈你，而是因为老年人摔倒，很可能导致骨折，如果不加判断就轻易扶人，在扶的过程中有可能会加重他的伤痛。正确的做法是保护好现场，防止摔倒的老人被车或其他物体撞上，并且马上拨打120急救电话，让医护人员来处理。

对老年人来说，如果髋关节骨折，在老年人身体条件允许的情况下，一般都是建议手术。

如果是保守治疗的话，病人需要在床上躺很长时间，可能长达两三个月。长期卧床容易出现很多的问题，比如大小便不通畅导致泌尿系统感染，咳痰排不出来最终导致肺炎，血液循环慢最后形成血栓，长期卧床还容易形成褥疮，等等，最终导致多器官功能衰竭，这是致命的。

各位读者，如果家里有老年人，一定要防止他们摔倒、摔伤。老年人不小心摔倒时，一定要下意识地用手撑地，不要让屁股先着地，你记住了吗？

🔍 这样午睡，越睡越困

在家休息时，睡了一个午觉，醒来之后精神饱满。但为什么有些朋友睡完午觉之后，反而越来越困，好像没有睡够一样，甚至特别烦躁，脾气变大了呢？

可能是因为午睡时间太长了，午睡时间超过一个小时，很容易出现起床气。起床之后会不开心，容易发脾气。

有研究显示，如果午睡的时间太长的话，会增加心脑血管疾病发病的风险。睡眠可分为浅睡眠阶段和深睡眠阶段。如果入睡的时间太长，会进入深睡眠的状态。这时如果被别人吵醒或叫醒，情绪就会不好，身体也会出现各种各样的不舒服，只想接着睡下去。所以午睡小憩一会儿即可，二三十分钟足够，千万不要超过一个小时。

🔍 左侧躺会压迫心脏？
哪种睡姿最好？

有人说，睡觉的时候不要朝左侧躺，因为右半身的重量会全部压到心脏上，对心脏不好，这个说法是不科学的。按照这个逻辑，右侧躺的话，左半身的重量不是也全部压在心脏上吗？

实际上，心脏在胸腔里，胸腔由肋骨、肌肉等结构组成，形成一个较为稳固的框架。就像一个人在房子里一样，外面是钢筋水泥组成的结构，人在房子里是不会受到压迫的。

心脏也是一样，无论朝左侧躺还是朝右侧躺，人体的重量不会压到心脏上，因为肋骨有很好的支撑作用。

但有些人建议孕妇到孕中晚期时朝左侧睡，为什么？因为这时增大的子宫可能会压迫盆腔的血管，导致血液回流受阻，朝左侧躺有助于血液回流，对孕妇的身体是有好处的。

　　另外，大家要注意一点，睡觉的时候，人基本不会保持
一个姿势一成不变，睡着之后你也会不由自主地翻身，所以，
只要自己觉得舒服，朝哪一侧睡都可以。

🔍 熬夜危害大，
晚上几点睡觉算熬夜？

到底几点睡算熬夜呢？

实际上，这没有明确的界定。好的睡眠只要满足两个条件就可以了。

第一点，规律的睡眠时间。不管是晚上 10 点、11 点、12 点睡觉，还是凌晨 1 点、2 点睡觉，只要保持规律的睡眠时间即可。所以，千万不要今天晚上 9 点睡，明天晚上 11 点睡，后天又凌晨 1 点睡，这样身体也会受不了的。

第二点，充足的睡眠时长。那么到底睡多长时间算充足呢？每个人都不一样，有的人睡 5 个小时就够了，有的人需要睡 7 个小时、8 个小时。怎样判断自己的睡眠时长够不够呢？非常简单，如果你起床之后，一整天都是精神饱满，斗志昂扬的，那就说明睡眠时间没有问题。

只要保证规律的睡眠时间和充足的睡眠时长这两个条件就可以了。

🔍 流鼻血之后
千万不要这么做

流鼻血的时候，千万不要仰头止血。

最近，我在网上看到一个视频，有个 3 岁的小孩子流鼻血时，他的父母让他仰头止血，于是，血凝块就流到了喉咙里，堵塞了气管，引起窒息。小孩子最终没有被抢救回来，非常令人惋惜。

所以，流鼻血的时候，千万不要仰头止血，仰头有可能会使血液和血凝块流到气管里，气管被堵塞的话，人就会喘不上气，甚至危及生命。

还有很多人会在流鼻血的时候往鼻子里塞卫生纸或棉花，这也是不科学的。因为卫生纸和棉花不是无菌的，塞进鼻子里有可能会引起局部感染。另外，如果掌握不好力度，还有可能损伤鼻黏膜。

鼻子流血不止的时候，一定要去医院，在医生的指导下选择适合的治疗方法。

那么,在到医院之前怎样进行紧急止血呢?在此教给大家一个小方法:头稍微前倾低头,用手指按压出血一侧的鼻翼或按压双侧的鼻翼。按 10 分钟左右,观察一下血能否止住。

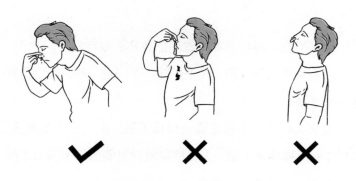

有人可能会问,按住鼻翼还怎么呼吸呢?可以暂时用嘴巴呼吸。

如果有血流到嘴巴里,不要咽下去,最好吐出来,防止误吸。鼻出血的严重性可大可小,严重的情况下,人有可能会失血性休克,这是很致命的,所以一定要及时去医院。

🔍 内裤和袜子
能一起洗吗?

　　有人问我:内裤和袜子能不能放在一起洗?

　　回答这个问题之前,我先反问一个问题:到底是内裤脏,还是袜子脏?

　　很多人肯定会不假思索地说袜子脏。但其实,在大部分情况下,内裤比袜子脏。人在擦屁股时可能擦得不那么干净,内裤上多少会沾有一点粪便。

　　有人可能会反驳:不对!我每次上完厕所都用水冲洗,用湿纸擦拭,我擦得很干净,肯定没有残余的粪便,你不要胡说八道!

　　就算屁股擦得很干净,但是人还会放屁。人在放屁的时候有可能会喷出来一点粪便。有研究表明,平均每条内裤上大概会有 0.1 克的粪便,而粪便里有大量的细菌,相对而言,内裤更脏。

那么，内裤和袜子一起洗是否会让人患病呢？如果你身体很健康，免疫力很好，内裤和袜子放在一起洗是没问题的，基本上不会得什么疾病。

但如果你有脚癣（也就是脚气），在脚部有真菌感染的情况下，还将内裤和袜子放在一起洗，就有可能将袜子上的真菌弄到内裤上。这样会导致臀部、腹股沟等地方出现红斑，刺痒，严重的话，还会糜烂，引发股癣，股癣也是一种真菌感染。

可能又会有人问，如果有脚气，还将内裤和袜子一起洗的话，女性会不会得霉菌性阴道炎呢？

大家可以放心，引起霉菌性阴道炎和引起脚气的不是同一种真菌。引起霉菌性阴道炎的叫白色念珠菌，它是一种条件致病菌，本来阴道里就存在。当女性免疫力低下或者菌群失调时，白色念珠菌会大量繁殖，引起霉菌性阴道炎，产生豆腐渣的白带和严重的瘙痒，但这与脚气没有关系。

因此，如果没有脚气，内裤和袜子是可以放在一起洗的，尽管听起来会有一点不妥，但两者在这一条件下确实是可以放在一起洗的。洗的时候要注意把水温调高一点或加一点消毒剂，洗完之后注意将衣物曝晒。如果洗衣机带有烘干功能，也可以用高温烘干。

　　另外，建议大家天天洗内裤，不要几天才换一次内裤，否则内裤上可能会沾上很多粪便。

🔍 牙结石
为什么那么臭？

　　有人问，为什么牙结石那么臭？他去洗牙的时候洗出来一些淡黄色的牙结石，于是他好奇地闻了一下，结果差点被熏晕过去。

　　作为一个外科医生，对于粪便的臭味我已经习以为常了，但后来我从一个牙医那里闻过牙结石的味道，对比之后，我发现牙结石可能真的比粪便还臭。

　　牙结石，顾名思义是长在牙齿上的石头。牙结石的前身是牙菌斑，也就是人们常说的牙垢。牙菌斑跟钙离子结合之后就慢慢变成了像石头一样硬的东西，这就是牙结石。

　　有些人会用牙线或者牙签从牙齿上刮下豆腐渣样的牙垢，好奇的人还会闻一闻，气味非常难闻。而牙结石就是它的"浓缩精华"，所以也有人直接将牙结石叫作牙屎。粪便的气味可能是暂时的，随着马桶里的水将粪便冲走，臭味也会逐渐消失。但牙结石长在牙齿上，臭味不仅持久，而且还会臭到身边的人，自己却没有感觉。

根据"第四次全国口腔健康流行病学调查"，在35～44岁之间的居民中，牙结石的检出率高达96.7%。牙结石中存在大量的细菌，牙菌斑会在牙齿的表面不断产生酸性物质，腐蚀牙齿，最后形成蛀牙。如果腐蚀的是牙槽骨，则会引起牙齿松动；如果侵害牙龈会造成牙龈出血，甚至会使人患上牙龈炎。另外，牙菌还可以顺着血液循环进入全身，引起心脑血管疾病、肺炎等疾病，所以定期清理牙结石是非常重要的。

不过，牙结石与我们以往理解的结石不太一样，比如肾结石，肾结石刚开始的时候体积很小，形态也很规则，有时可以通过大量饮水、适度运动等方法自行排出。但牙结石完全不同，牙结石一旦形成，就会牢牢地附着在牙齿上，就像海龟背上长的藤壶一样密密麻麻。

清除牙结石还是要去正规医院洗牙，但洗牙也不能太频繁，一年洗一两次就可以了。平时要靠刷牙来保护牙齿，刷牙对抑制牙菌斑的生长、减少牙结石的形成能够起到很好的作用。

但是，牙齿不是随便刷就可以刷干净的，现在最常被推荐的刷牙方法是巴氏刷牙法[1]。首先把牙刷放在牙龈沟，然后以 2～3 颗牙齿为一组刷起来，刷毛在原位做前后方向短距离的水平颤动。颤动时，牙刷移动不要超过 1 毫米。此外，刷毛要保持 45 度，把牙齿表面的牙垢轻轻刷除，然后把牙刷竖起来，门牙也要清理。最后不要忘记清洁舌苔。

　　巴氏刷牙法也没那么简单，就连我也不能完全掌握。如果你觉得巴氏刷牙法很麻烦，但是又想把牙齿刷干净的话，可以使用电动牙刷。

　　电动牙刷仿照巴氏刷牙法的原理，依靠高频声波震动，能够多清除 38% 的牙菌斑。中华口腔医学会也认证过电动牙刷的作用，还出了专门的使用教程。

　　当然，要注意的是，如果有人说电动牙刷可以清除牙结石，那么他是在骗你，因为电动牙刷主要清除的是牙菌斑。

---

　　[1] 也称巴斯刷牙法。

🔍 还在用碘伏[1]消毒？
小心伤口难愈合

有朋友皮肤擦伤了，害怕伤口感染，自己在家天天换药，每天用大量碘伏擦伤口，但是十多天过去了，他的伤口居然还没有长好，这是怎么回事？

问题可能出在使用碘伏的方法上。

碘伏是一种很好的消毒剂，但是很多人都用错了。皮肤没有伤口的地方可以用碘伏消毒，那些缝针或皮肤已经破损的地方，尽管可以用碘伏，但它不是最佳选择，更不要使用过氧化氢、碘酒、红药水或者紫药水。

碘伏有几个缺点：第一，碘伏会让伤口着色，影响我们观察伤口的愈合情况，如果一定要使用碘伏，建议消毒后用生理盐水冲洗掉或者用纱布擦掉。第二，少部分人对碘伏过

---

[1] 专业名称为碘附，但因日常生活中以及医生用药时都常用"碘伏"二字，因此保留。

敏。第三，碘伏在杀灭细菌的同时，会对伤口的正常组织造成一定损害，尽管碘伏的刺激性较小，但长期使用也会影响伤口愈合。

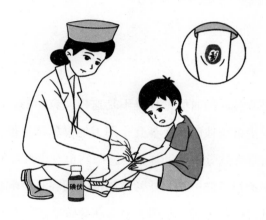

　　无论是碘伏还是酒精，正确的用法是涂抹于伤口周围完好的皮肤，完好的皮肤有正常的屏障功能，可以抵抗碘伏对细胞组织的损害。

　　可能有人会问：伤口应该怎么处理？大而深的伤口应及时去医院处理，小的、浅表的伤口，可以自己在家处理，伤口周围正常的皮肤用酒精或者碘伏消毒，伤口里用大量生理盐水冲洗，冲洗可以将异物以及细菌冲掉，然后用无菌的纱布或棉球蘸干水分，最后覆盖纱布或者其他敷料。

🔍 这样擤鼻涕，
可能会导致鼓膜穿孔

感冒流鼻涕的时候，你是不是这样擤鼻涕的：两只手指捏住被卫生纸盖住的两个鼻孔，用力地擤鼻涕。很多人在擤完鼻涕后常常感觉头晕，耳朵疼，眼睛也变得红红的。

错误的擤鼻涕方法是非常危险的。我在耳鼻喉科实习的时候，见过一位患者，他因为擤鼻涕导致鼓膜穿孔。

这是为什么呢？

我们的鼻腔、鼻窦、眼睛、耳朵都是相通的。如果把两个鼻孔堵住了，擤鼻涕产生的压力非常大，这时鼻涕除了往前流，还会冲到其他地方去，比如跑到耳朵里引起中耳发炎，如果压力特别大的话，会引起耳朵疼痛，造成鼓膜穿孔，也有可能引起鼻窦的炎症，导致鼻窦炎，另外，还可能会引起头疼、泪囊炎症、眼结膜炎症等。这种擤鼻涕的方式是不正确的。

那么，怎样才是正确的擤鼻涕方法呢？

头稍微前倾，用一只手堵住一个鼻孔，然后用力，这样单侧交替擤鼻涕。当然擤的时候最好用纸巾遮挡一下，不要喷得到处都是，这样既不卫生，也容易传播疾病。

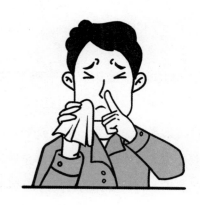

🔍 震惊！
不吃早餐等于吃大便？

不吃早餐，身体就开始从大便中吸取营养，这是真的吗？

前两天，我在某平台上刷到一个短视频，看完之后甚觉恶心。视频讲道，如果你不吃早餐，身体会缺乏能量，就会从大便中吸收营养。所以，如果你不吃早餐，就等于间接吃大便。

跟各位读者一样，我顿时觉得恶心，想着以后再也不敢不吃早餐了。但认真思考一下，这种说法完全不正确啊。按照他的说法，不仅是早餐，不吃午餐或者晚餐，只要感觉到饿时，身体缺乏能量，就会从大便中吸收营养，这真的科学吗？也就是说，我们要时刻保持吃饱的状态，不能挨饿，否则就会吃大便，大便成了人体能量的储存库。

这显然是违背常识的，完全是不科学的。

大便中没有什么营养成分

　　人们吃进去的食物，经过胃的初步消化进入小肠，小肠是营养物质吸收的主要场所，脂肪、蛋白质、糖分都在小肠被吸收。因为小肠中有吸收这些物质的受体，通过与肠黏膜细胞上面的受体结合，营养物质进入血液循环，转运到身体各处，最终大部分被肝脏代谢。

　　水分和不能被消化吸收的食物残渣就会进入大肠，大肠的主要功能是吸收水分和电解质。食物残渣在进入大肠之前还是液态，在大肠中，食物残渣中的水分逐渐被吸收，就慢慢变成固态，变成成形的大便。所以粪便中的主要成分是水分和不能被消化吸收的食物残渣，没有什么营养成分。

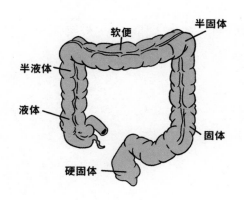

人在饥饿时，不会从大便中吸收营养

那么人饥饿时，从哪里获得能量呢？首先肝脏里的肝糖原会分解代谢，变成葡萄糖，给身体供应能量。如果肝糖原被消耗完了，非糖类的脂肪酸和氨基酸就会通过糖异生反应，变成葡萄糖，提供能量。

人体是非常精妙的，有一套完整的能量供应体系，能够在一定时间里保证机体的正常运转。

因此，不吃早餐等于吃大便是一个谣言。

长期不吃早餐对身体有危害，长期不吃午餐、晚餐同样有害。在此倡导规律饮食，不只是早餐，午餐和晚餐也要按时吃。

🔍 男人都有两个"蛋蛋"，
少一个不行

    24 岁的小余来找我看病，说大腿根部有一个包块，怀疑是疝气，想让我为他做手术。我检查了一下，发现他右侧腹股沟确实有一个包块，圆形的，直径大约 3 厘米，质地较硬，按压之后，患者有酸胀的感觉。

    如果是腹股沟斜疝，包块有可能掉到阴囊里去，于是我给他检查了一下阴囊。检查后发现，他右侧阴囊空虚，里面居然没有睾丸。

你少了一个睾丸，你不知道吗？

    小余说从小就发现自己少了一个睾丸。他出生在农村，父母也没有这方面的知识，因为并没有影响生活，便没有就医。等他慢慢长大，发现生长发育也没有任何异常，便一直没去看医生。小余一直以为这是先天性的异常，自己有一个睾丸缺失了。

根据小余的讲述，以及临床表现，我怀疑他患有隐睾合并腹股沟疝气，我摸到的那个包块实际上是他的右侧睾丸。我让他去做彩超检查，结果证实了我的猜测。

男性还在胚胎时期，睾丸是在腹腔里的，随着胎儿的发育，母亲妊娠 28 周开始，两边的睾丸会从腹腔掉到阴囊。下降的通路叫作腹股沟管，睾丸沿着腹股沟管下降到两侧阴囊里。

有 2%～5% 的足月男婴和约 30% 的早产男婴出生时睾丸未降，这种情况叫作隐睾。睾丸可能停留在腹腔里，也可能停留在腹股沟管。在大多数情况下，男婴出生时没有下降的睾丸会在他出生 4 个月内降至阴囊。

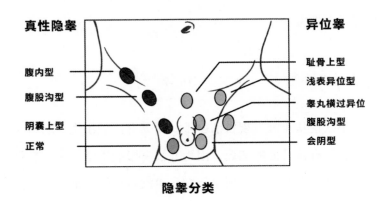

隐睾分类

隐睾可以同时合并腹股沟疝气，因为鞘状突没有闭合或者延迟闭合，睾丸会掉进腹股沟管里，腹腔内的其他脏器也可能进入腹股沟管，形成疝气。没有下降的睾丸，还容易出现睾丸扭转，隐睾患者睾丸扭转的发生率高于正常人，睾丸扭转可导致睾丸缺血坏死。

隐睾还会影响精子的产生，导致男性生育力低下，甚至不育。因为睾丸产生精子需要在低温环境下，男性阴囊的温度大概在 35 摄氏度，低于人体正常温度 37 摄氏度。如果睾丸不下降，阴囊长期处于 37 摄氏度的温度下，会影响睾丸的功能。隐睾患者的睾丸还容易癌变，发生睾丸癌的概率比正常人高几十倍。

隐睾应该怎么治疗？

如果孩子出生 4 个月之后，睾丸还没有下降，那应该尽早就医，医生会根据患儿的情况，选择合适的治疗，例如做手术将睾丸"转移"到阴囊里去；如果出现合并腹股沟疝气，则应该同时修补。

如果患者小时候没有治疗，等到成年以后才发现，就需要对其进行综合评价。如果患者已经生育或者另外一侧的睾丸功能正常，精子质量也没有问题，可以考虑切除隐睾防止癌变，也可以做手术，尝试将睾丸固定到阴囊里。

如果患者生育功能有问题或者是双侧隐睾，可以尝试将睾丸固定到阴囊，但是生育能力不一定能够恢复，借助显微取精、试管婴儿等技术，部分患者可以生育后代。

随着医学的发展，现在像小余这样的情况已经很少了，现在新生儿出生后，医生都会检查男婴的睾丸是否在阴囊里。而在几十年前或偏远的农村地区，还是请接生婆到家里帮助产妇接生，如果父母和接生婆缺乏医学常识，就可能会导致隐睾患者没有及时就医治疗。

最后，曾医生也提醒各位男性朋友，洗澡的时候，可以摸摸自己的睾丸，是不是两侧都在，如果少了，应该赶紧去医院检查一下。

🔍 夏天如何预防
汗疱疹

  一到夏天，很多人手上都会起小水疱，特别痒，伴有灼热感，有时候还伴有红肿、脱皮的症状，这就是汗疱疹。

  我本人就是汗疱疹的受害者，今天给大家讲一下汗疱疹。

为什么会得汗疱疹

  汗疱疹是一种湿疹，属于过敏性疾病，多发于手指侧面、手掌、指端皮肤，有时候也会长在脚上。水疱呈米粒大小，半球形，略高出皮面，几个或成群出现，周围发红不明显，单个水疱数周可消退，但不断有新的水疱形成，水疱干涸后脱皮。

  汗疱疹的特点是反复发作，可连续多年发作，发病具有季节性，夏天比较明显，到了冬天就会变好。

汗疱疹的具体发病原因不详，与遗传和环境因素都有关系，有些人的皮肤比较敏感，皮肤的保护屏障比较差，就容易得汗疱疹。

除此之外还与其他因素有关系，例如职业，比如我的职业是外科医生，需要经常洗手，每天可能要洗几十次，频繁洗手会破坏皮肤的保护层。而且，做手术之前，要用专门的洗手液洗手，用毛刷来刷手，洗手液和毛刷对皮肤也存在一定的损害。

如果你也经常接触洗洁精、洗衣粉、肥皂等产品，那也可能容易得汗疱疹。还有一些建筑工人或者相关从业人员如果对镍和铬等过敏，也可能诱发汗疱疹。

如何防治汗疱疹？

1. 不要频繁清洁双手。

避免频繁洗手或者长时间将手泡在水里，更不要用热水烫洗双手，防止手部皮肤的保护屏障被破坏。

2. 要注意保湿。

每次洗手之后，一定要涂保湿霜，例如涂凡士林、尿素乳膏等，保湿霜能够起到保湿、修复皮肤屏障的作用。

3. 得了汗疱疹，不要用手去挠。

不要用手挠，这样会越挠越痒，也不要把水疱戳破，这样可能会引起感染。

4. 用药。

瘙痒和水疱比较严重的时候，可以用一些外用药物，常用的有艾洛松、卤米松等激素软膏，每天涂抹 1 ～ 2 次，症状改善之后，逐渐减量。如果水疱破了，出现了化脓、发臭等症状，说明被感染了，一定要到正规医院检查。

如果瘙痒特别严重，还可以加用口服药物，氯雷他定等药物可以有效地止痒。当然，还应谨遵医嘱，不要盲目买药。

5. 把家务活留给男人。

女性的皮肤更娇嫩，皮肤的屏障功能也比较差，所以就把家务活留给男性吧！男性"皮糙肉厚"，皮肤抵抗能力相对更强，像洗菜、洗碗、洗衣服等家务活，可以请男朋友或老公来做。

🔍 好几天没有排便，
大便去哪里了？

便秘是一种常见病、多发病。慢性功能性便秘指的是胃肠道没有明确的器质性病变，但患者出现大便干燥、坚硬，排便困难，每周排便次数小于 3 次，病程超过半年时间。

便秘患者，可能三四天，甚至一周以上都不排大便，那么这些大便去哪儿了呢？

大便是怎样产生的？

我们吃进去的食物并不全都能被消化和吸收，比如膳食纤维就不会被身体吸收，最后变成了大便的主要成分之一。除了膳食纤维和未消化的食物残渣，大便的主要成分还有水分、细菌及肠道脱落的黏膜细胞。

食物的消化吸收主要在小肠里进行。经过小肠的消化吸收之后，剩下了不能被吸收的成分，以及水分和一些电解质，进入大肠。食物残渣进入大肠的时候，还是液态，水分含量很高。

大肠的主要功能是吸收水分和电解质。水分被吸收之后，食物残渣逐渐变成了成形的大便。随着大肠的蠕动，大便从结肠到达直肠，储存在直肠里。大便累积到一定量之后，会触发排便反射，然后会促使人体去厕所，将大便排出体外。

便秘的患者主要存在两方面的问题。

第一，结肠蠕动缓慢。

正常人的粪便只需要一天的时间，就能从大肠的起始部位到达直肠。而便秘患者的结肠蠕动缓慢，要经过很长时间才能到达直肠，可能需要两三天，甚至更长的时间。这种情况叫作结肠慢传输型便秘。慢传输型便秘患者可以长时间没有便意。

第二，排便的反射存在异常。

大便储存在直肠和乙状结肠里，达到一定量后会触发直肠里的感受器，感受器会将排便的感觉传至大脑。在正常情况下，大脑会发出指令，肛门括约肌、盆底的肌肉、直肠的肌肉协同合作，直肠的肌肉用力，将大便挤出直肠。肛门括约肌松弛，将大便排出体外。如果排便的反射异常，排便的肌肉运动不协调，就可能导致排便困难。这种情况叫作出口梗阻型便秘。

大便去哪儿了？

便秘的人好几天没有排出来的大便一直都在大肠里。大肠里的粪便长时间存在导致水分被过分吸收，大便越来越干燥，变成硬结的大便，有些患者的大便就像羊粪球一样，一

布里斯托大便分类法

		便秘
1. 坚果状便便	硬邦邦的小块状，像兔子的便便	
2. 干硬状便便	质地较硬，多个小块黏着在一起，呈香肠状	
3. 有褶皱的便便	表面布满裂痕，呈香肠状	
4. 香蕉状便便	质地较软，表面光滑，呈香肠状	正常
5. 软便便	质地柔软的半固体，小块的边缘呈不平滑状	
6. 略有形状的便便	无固定外形的粥状	
7. 水状的便便	水状，完全是不含固态物的液体	腹泻

粒一粒的。

产生便意的时候，一定要尽早去大便。如果把大便憋住，大便就变得更加干燥，水分太少，不够润滑，可能会导致排便困难。长此以往，就会形成恶性循环，导致排便越来越困难，最后患上便秘。

便秘应该怎么治疗

1. 改变饮食习惯。

要多喝水，每天的饮水量大于 2000 毫升，饮水可以增加大便中的水分，湿滑的大便摩擦阻力小，更容易排出。

多吃蔬菜水果，多吃粗粮等富含膳食纤维的食物，膳食纤维可以大量吸收水分，促进肠道蠕动，有助于排便。

2. 养成良好的排便习惯。

养成每天定时排便的好习惯，不要憋着，有便意的时候就赶快去厕所。在排便的时候，不要玩手机、看报纸。不要分心，要专心致志地排便。

3. 药物治疗。

很多药物可以促进排便，但是有一些药物会让人产生依赖性或者损害人的肠道。所以，千万不要乱吃药，一定要去正规的医院就医。

4. 生物反馈治疗。

排便反射存在异常的，如出口梗阻型的便秘患者，可以采用生物反馈治疗，刺激盆底的肌肉，形成正常的排便反射，当然这也需要去正规医院进行检查和治疗。

5. 手术治疗。

经过保守治疗无效的严重的便秘患者，可以选择手术治疗。手术的方式有很多种，例如全结肠切除、部分结肠切除等，这些都需要根据患者病情决定。

第三章
肿瘤、癌症离我们并不远

肿瘤、癌症离我们并不远，肿瘤、癌症会给患者的身心带来伤痛，且医疗费高昂，是人们密切关注的疾病。

肿瘤包括良性肿瘤和恶性肿瘤，而癌症一般指的就是恶性肿瘤。

🔍 癌症都是静悄悄的，
警惕这四个标志

癌症已经是高发性疾病，是严重威胁人们生命健康的疾病。最新数据显示，每年有接近 400 万的癌症新发患者，每年有 230 万患者死于癌症。

癌症早期，大部分患者没有症状或没有明显的症状，等到身体出现明显不适，去医院看病的时候，癌症已经成了中晚期，中晚期癌症治疗效果较差。

想要及早发现肿瘤，获得较好的治疗效果，一定要每年定期体检。如果出现以下症状，更应该及早去医院检查。

不明原因的体重下降

癌症多发于中老年人，如果老年人突然出现体重下降，又找不到明确的原因（甲亢、糖尿病等），就要考虑罹患癌症的可能性，因为癌细胞大量繁殖，会消耗很多能量，所以应该尽早去医院检查。

低热

癌症患者也可能出现发热的症状，一般为低热，体温一般不超过 38 摄氏度。因为癌细胞发生坏死，机体吸收消灭这些坏死细胞的时候可引起发热。肿瘤细胞也可以分泌一些因子，导致身体发热。常规治疗方法往往对肿瘤引起的发热没有效果，抗生素也不行。

浅表淋巴结肿大

癌细胞有转移到肿瘤周边的淋巴结，甚至全身淋巴结的可能。有时我们会在体表摸到一个或多个无痛性的肿物，质地比较坚硬，活动度较差。常见的淋巴结有腹股沟淋巴结、锁骨上淋巴结、腋窝淋巴结、颈部淋巴结。

腹股沟淋巴结肿大可见于淋巴瘤、肛门癌、直肠癌等；锁骨上淋巴结肿大可见于胃癌、肺癌、肠癌、乳腺癌等；腋窝淋巴结肿大最常见于乳腺癌；颈部淋巴结肿大可见于鼻咽癌、甲状腺癌、淋巴瘤等。

但并不是说一旦有淋巴结肿大的症状就预示着患有癌症，很多良性疾病也会导致淋巴结肿大，最常见的有各种急慢性炎症，例如咽喉炎、淋巴结炎症等。炎症引起的淋巴结肿大会伴有热痛，而癌症引起的淋巴结肿大常常为无痛性的。

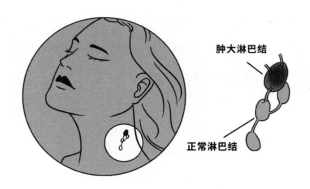

疼痛

一般来说，早期癌症是不会引起疼痛的，只有中晚期的癌症侵犯神经或者压迫周围的脏器时才会引起比较严重的疼痛。例如肝癌会引起右上腹疼痛，可放射至后背部和肩部；

胰腺癌、大肠癌、胃癌等肿瘤都会引起腹部疼痛。如果癌症转移到骨骼则会引起相应部位的骨骼疼痛。需要指出的是，这些症状并非癌症特有，但如果是患有癌症时出现这些情况，大部分可能是中晚期了，要尽早去医院看病。

在此特别提醒大家，早期肿瘤大部分都是静悄悄的，几乎没有症状或者症状非常轻微，很难通过症状来做出诊断，只有定期体检，才能发现早期肿瘤。

🔍 常见癌症的筛查
手段有哪些?

乳腺癌

乳腺癌是女性发病率排第一的恶性肿瘤。筛查乳腺癌的主要手段有乳腺 B 超和乳腺钼靶。

没有高危因素的女性,应该从 40 岁起每年筛查一次;有以下高危因素的女性应该从 25 岁开始每年筛查一次。

1. 月经初潮年龄小于 12 岁。

2. 一级亲属在 50 岁之前患乳腺癌。

3. 两个以上一级或二级亲属在 50 岁以后患乳腺癌或卵巢癌。

4. 既往患有乳腺导管或小叶不典型增生或小叶原位癌。

5. 既往胸部放疗者。

肺癌

肺癌在我国男性当中发病率排第一位，在我国女性中排第二位。建议 40 岁以上，有以下任何一项高危因素的人群，每年进行一次肺部低剂量螺旋 CT 检查。

1. 每年吸烟超过 20 包，或戒烟时间不足 15 年。

2. 被动吸烟；有职业暴露史（如接触石棉、铀、铍等）。

3. 有恶性肿瘤病史或家族肺癌史。

4. 有慢性阻塞性肺病或弥漫性肺间质纤维化病史。

肺癌的高发年龄为 45 ～ 65 岁，非高危的人群也可以在这个年龄段每年进行一次低剂量螺旋 CT 筛查。

肝癌

有资料显示，早在 2018 年我国就是肝癌高发的国家，全世界一半以上的肝癌死亡病例在中国。建议以下人群从 40 岁起开始接受每半年一次的筛查。

1. 具有乙型肝炎病毒（HBV）或丙型肝炎病毒（HCV）感染者。

2. 长期酗酒者。

3.非酒精脂肪性肝炎者。

4.长期食用被黄曲霉毒素污染食物的人群。

5.各种原因引起的肝硬化，以及有肝癌家族史等人群。

血清甲胎蛋白（AFP）和肝脏超声检查是早期筛查的主要手段，建议高危人群至少每隔6个月检查一次。

大肠癌

大肠癌也是常见的消化道恶性肿瘤，80%以上的大肠癌是由肠息肉恶变而来的。早期发现肠息肉可以显著降低大肠癌的发病率，提高生存率。以下人群需要接受筛查。

1.50岁以上没有任何症状的人群。

2.粪便潜血试验阳性者。

3.既往有结肠腺瘤性息肉、溃疡性结肠炎、克罗恩病等癌前病变者。

4.40岁以上有这些症状：大于2周的腹泻、便秘、便血或者大便变细。

建议上述人群接受结肠镜检查。如果没有发现问题，可以在5～10年后再次接受肠镜检查。

胃癌

我国是胃癌高发的国家，这与不良饮食习惯以及幽门螺杆菌感染有密切的关系。胃癌筛查目标人群为年龄 40 岁及以上且符合下列任意一条件者。

1. 胃癌高发地区人群。

2. 幽门螺杆菌感染者。

3. 既往患有慢性萎缩性胃炎、胃溃疡、胃息肉、手术后残胃、肥厚性胃炎、恶性贫血等胃癌前疾病者。

4. 胃癌患者一级亲属。

5. 存在胃癌其他风险因素（如摄入高盐和腌制饮食、吸烟、重度饮酒等）的人。

进行胃镜检查，不仅可以确诊，对于早期病变也可以及早发现和治疗。

🔍 大肠癌是
最"笨"的癌症

　　大多数癌症是可以避免的，特别是大肠癌。相对于其他癌症，大肠癌是一种比较"笨"的癌症。

80%以上的大肠癌是由肠息肉恶变而来的

　　大肠癌是比较好预防的癌症之一，80%以上的大肠癌是由肠息肉恶变而来的。从肠息肉变成大肠癌有着非常漫长的过程，一般需要 5 ～ 10 年，所以我们有大量的时间发现肠息肉。一旦发现了肠息肉，只要将其切除就可以防止癌变。

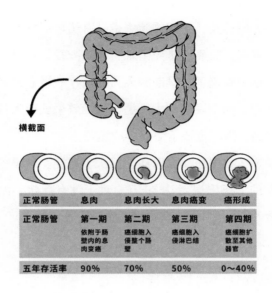

正常肠管	息肉	息肉长大	息肉癌变	癌形成
正常肠管	第一期	第二期	第三期	第四期
	依附于肠壁内的息肉变癌	癌细胞入侵整个肠壁	癌细胞入侵淋巴结	癌细胞扩散至其他器官
五年存活率	90%	70%	50%	0～40%

在 40 岁左右时做一次肠镜检查。如果没有发现肠息肉，那么至少 5 年内就可以不用再做肠镜了；如果发现了肠息肉，做一个肠镜下息肉切除手术，就可以其防止癌变。当然，一旦出现了肠息肉，那么以后长息肉的概率也会增加，因此以后要定期做肠镜复查，尽早发现肠息肉，尽早切除。

平时还需要保持良好的生活习惯，清淡饮食，多吃新鲜的蔬菜水果，少吃油腻的食物，戒烟戒酒，少吃猪肉、牛肉等红肉，少吃腌制食品，控制体重并适当运动。

很多人因为害怕做肠镜，从而错过了早期发现息肉的机会，最后追悔莫及。早期的肠癌是没有明显症状的，如果出现便血、腹泻、腹痛、排便困难、体重减轻、贫血等症状，往往已经是中晚期了。早期的大肠癌治疗效果非常好，治愈率超过 90%，而中晚期的大肠癌，治疗效果就要大打折扣，而且花费高，患者也要承受更多的痛苦。

大肠癌在我国是高发癌症，仅次于胃癌、肺癌等癌症，每年新发的大肠癌患者达 30 万。对于没有症状，没有家族史的普通人，应该从 40 岁左右开始进行肠镜检查。

预防大肠癌，还可以这样做

1. 保持体重。

肥胖是患大肠癌的高危因素，肥胖不仅会提高大肠癌的发病率，也会增加大肠癌的死亡率，因此一定要控制体重，避免超重。

2. 糖尿病和胰岛素抵抗。

糖尿病和胰岛素抵抗也会提高大肠癌的发病率，糖尿病患者发生大肠癌的风险比非糖尿病患者高得多。糖尿病患者要控制好血糖，定期体检。

3. 少吃红肉和加工肉。

红肉指的是未加工之前呈红色的哺乳动物的肉，例如猪肉、牛肉、羊肉等。红肉是二类致癌物，长期大量摄入会增加大肠癌发病率。每日摄入 100 克的红肉，大肠癌发病风险会增加 17%。

加工肉是指经过腌制、风干等加工而成的肉类，例如培根、香肠、火腿、牛肉干、腊肉、咸鱼等。加工肉属于一类致癌物。每日摄入 25 克加工肉类，大肠癌发病率会提高 18%。

红肉和加工肉可以吃，但是要尽量少吃，可以吃一些白肉，例如鸡肉、鱼肉、虾肉等。

4. 戒烟戒酒。

抽烟和重度饮酒会增加大肠癌的发病率，为了身体健康，应该戒烟戒酒。

5. 适当运动。

规律的体力活动可以降低肠癌发病率，一篇纳入 21 项研究的 meta 分析表明，相比体力活动最少者，体力活动最多者的近端结肠癌风险显著降低 27%，而远端结肠癌的风险降低 26%。

6.高膳食纤维饮食。

适当多吃高膳食纤维食物可以降低大肠癌发病率，大家应该多吃蔬菜、水果、粗粮等富含膳食纤维的食物。

及时做肠镜检查

如果有以下情况，也需要及时做肠镜检查，进一步明确诊断。

第一，大便潜血试验阳性，粪便 DNA 检查阳性，CT、下消化道造影等检查发现肠道占位性病变，肿瘤标志物 CEA（癌胚抗原），CA–199（糖类抗原 199）升高，都需要做肠镜检查，明确诊断。

第二，不明原因的体重下降，有可能是患有胃肠道疾病。

第三，出现腹痛、腹部包块、黑便、便血、黏液血便、脓血便、便秘、大便变细及排便习惯改变等症状，有可能是患有肠道疾病。

做肠镜并不像大家想象得那样痛苦，大部分人都承受得了。做肠镜的过程中，需要往肠管里打气，把肠管撑起来，这样便于更好地观察肠道，所以做肠镜的过程中可能会出现腹胀。由于肠管不是直的，在拐弯的地方，会产生疼痛感，但大部分人都是可以承受的。

　　如果你特别担心，还可以选择无痛肠镜，麻醉医生用一点药，你睡一觉，肠镜就做完了，人基本没有痛苦。

　　总而言之，从肠息肉发展到大肠癌的时间很长，身体给了我们足够的时间去发现它、切除它。而我们要做的就是及时做肠镜检查，远离大肠癌。

🔍 放屁多是
大肠癌的信号吗？

有人问我，经常放屁，每天放几十个屁，这是大肠癌的信号吗？

作为一名外科医生，我告诉他，这种说法是没有依据的。经常放屁不是肠癌的警示，放屁多与肠癌没有必然的联系；相反，如果哪天不放屁了，才更需要小心。

屁是怎么产生的？

屁是消化道里的气体，通过肛门排出体外。屁的来源主要有三个。

一是我们吞下的气体。人在说话或吃饭张嘴的时候就会吞进一些气体。如果一直嚼口香糖，就会吞入更多气体。

二是食物分解产生的气体。有一些食物在体内分解会产生气体，例如大豆、豆浆、大蒜、萝卜、土豆、芋头、红薯等。以萝卜为例，萝卜中含有辛辣的硫化物，在肠道酵解后产生的硫化氢和硫醇，同时抑制二氧化碳吸收，这时就会产生气体。

三是产气的细菌分解食物时产生的气体。肠道里面有大量的细菌，有一些产气的细菌，利用食物残渣给自己提供营养，同时会产生气体。根据统计，一个正常的成年人，每天放屁 5 ～ 10 次，总体积可以达到 500 毫升。

屁与大肠癌没有必然联系

大肠癌是由于肠黏膜细胞发生了基因突变，由普通的细胞变成了可以一直生长、不断复制的癌细胞。这些癌细胞与放不放屁没有必然的关系。放屁多要考虑其他问题，例如有没有吃产气的食物，肠道蠕动是不是加快了，肠道菌群有没有失调，是不是吞入了太多的气体，等等。

相反，如果不放屁了，则要引起警惕。

如果平时放屁比较多，突然连续几天不放屁了，肚子胀起来了，那就要非常小心，有可能是肠梗阻。肠道是一个空腔的脏器，就像一根自来水管，大肠癌细胞沿着肠道长满一圈，就会导致肠道堵塞，就像下水道堵塞一样。如果肠道被堵塞了，有屁就放不出去，这就是我们常说的肠梗阻。

引起肠梗阻的原因有很多，例如肿瘤、肠粘连、肠道血运障碍、肠麻痹等。

对于既往没有腹部手术史的中老年人，如果放屁或者排便突然减少，甚至停止放屁，停止排便，一定要尽早去医院做检查。

肠道里的气体和大便排不出去会导致肠管扩张，有可能造成肠道被"撑爆"，这样含有大量细菌的大便都跑到腹腔里，严重污染腹腔，就会造成感染中毒性休克，危及生命。

肿瘤导致的肠梗阻一般需要通过手术或者放置肠道支架才能解决。

综上，放屁多与大肠癌没有必然的关系，不放屁才需要大家引起注意，这时应该尽早就医。

🔍 便血没重视，
9岁男孩确诊结肠癌

9岁的小雨在3岁左右第一次出现便血，家人带他去当地医院就诊，医生考虑为痔疮，建议回家观察，未予以特殊治疗。

在此后的6年中，小雨便血的情况反反复复，时好时坏，家长一直以为是痔疮，没有重视。

直到后来，小雨出现肚子痛的症状，家长带他去医院检查，医生怀疑是阑尾炎，但是结合小雨有便血的症状，建议做一个肠镜检查。肠镜检查发现大肠里有息肉，于是在肠镜下切除了息肉，送去病理科检查。病理结果出来，出人意料的是恶性肿瘤，小雨被诊断为结肠癌。

"这么小的孩子怎么会得癌，还是结肠癌？"一时间，一家人都无法接受这一结果。小雨被转诊至市儿童医院，医生给小雨做了结肠癌根治术，术后病理为一期结肠癌，淋巴结没有转移。

结肠癌分为一期、二期、三期、四期，一期结肠癌是最早期的癌症，术后不需要放疗和化疗，定期复查就可以了，治愈率在 90% 左右，这算是不幸中的万幸。

这么小的孩子患上结肠癌确实比较少见，但少见不代表没有，如果孩子出现反复便血，家长一定要重视。

儿童便血最常见的原因是痔疮，很多儿童偏食，蔬菜水果吃得少，水分摄入不足或者没有养成良好的排便习惯，就容易出现便秘。儿童长时间用力排便，容易诱发痔疮，坚硬的大便摩擦痔疮的血管便会导致便血。

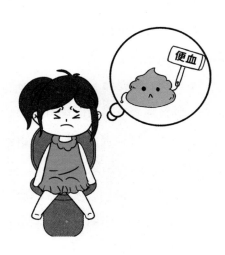

除了痔疮，儿童便血还可见于肠道息肉、肛裂、炎症性肠病，甚至是大肠癌。

如果是痔疮导致的便血，通过改变饮食习惯，补充膳食纤维，教孩子养成科学合理的排便习惯，不要憋大便，绝大部分儿童的痔疮都可以得到有效的治疗，便血的症状也能明显好转。

如果是肿瘤引起的便血，就会反复发作，时好时坏，还可能伴有其他症状，如腹痛、体重下降、腹泻、大便次数增加、便秘、腹泻与便秘交替等。

不管什么原因，儿童出现便血，都不要掉以轻心，应该及时去医院诊治。

🔍 长期便秘的人，
会患上大肠癌吗？

经常有患者问我，曾医生，经常便秘，好几天才大便一次，会不会得大肠癌？

首先给大家吃一颗"定心丸"，便秘本身并不会显著增加结直肠癌的发病率。

很多天不排便，大便里的毒素就被肠道吸收了，久而久之，肠道细胞受到损害，就可能导致癌症。尽管这个理论听上去很有道理，然而，事实并非如此，实际上大便里面并没有毒素，主要是水和未消化的食物残渣。

大量的数据表明，与不便秘的患者相比，长期便秘的人群大肠癌的发病率并没有提高，所以便秘并不是大肠癌的高危因素。

虽然便秘不是大肠癌的高危因素，但便秘是大肠癌的临床表现，也就是说，得了肠癌之后，患者会出现排便困难的症状。

肿瘤在肠管里生长，导致管腔狭窄，大便通过困难，从而出现便秘的症状。如果肿瘤继续发展，将肠腔完全堵塞，导致大便不能通过，患者无法排便和放屁，这种情况被称为肠梗阻，需要急诊手术处理。

由此可见，肠癌是引起便秘的原因之一，但引起便秘的原因非常多，大部分便秘患者找不到明确的器质性病变，并非肿瘤导致。

既然便秘可能是大肠癌的中晚期症状，那么，早期大肠癌有什么临床表现吗？就像大部分癌症一样，早期大肠癌也没有任何症状或者症状不典型，缺乏特异性。随着病情的发展，肿瘤长到一定程度之后，才会出现局部症状和全身的症状。

局部症状有腹痛、腹部包块、腹胀、排便困难、大便变细、便血、黑便、腹泻、便秘、腹泻与便秘互相交替。

全身症状有食欲下降、进食减少、体重减轻、乏力、消瘦、贫血、活动后气促、面色苍白、发热等。

在这些症状中，主要以消化道症状为主，大部分患者都可能出现便血、腹泻、黑便。还有部分患者一经发现就已经是中晚期，他们可能因为腹痛、腹胀、排便困难、肠梗阻才去看病。

　　总结一下，便秘不是肠癌的高危因素，大部分便秘属于功能性便秘，也就是说，不是由肠癌、肠息肉等器质性病变引起的，而是由生活饮食习惯引起的，例如喝水少，膳食纤维摄入少，等等。

　　建议功能性便秘的患者改变不良的饮食习惯，多喝水，多吃蔬菜水果、粗粮，养成定时排便的好习惯，情况严重的可以吃一些通便的药物，甚至去医院接受手术治疗。

🔍 胆囊息肉
不做手术会癌变吗？

胆囊息肉是很常见的疾病，很多人去体检做彩超检查时发现自己长了胆囊息肉，但身体并没有任何不舒服，这时应该怎么办？需不需要做手术，如果不做手术的话，胆囊息肉会不会癌变呢？

胆囊息肉会使身体产生什么不适？

胆囊里凸起的肿物都叫作胆囊息肉，它一般分为两类：肿瘤性息肉和非肿瘤性息肉，后者比较常见。肿瘤性息肉最常见的是腺瘤，平滑肌瘤、脂肪瘤比较罕见。非肿瘤性息肉，最常见的是胆固醇息肉，其次是炎性息肉和胆囊腺肌瘤。

大部分胆囊息肉不会引起身体不适，多通过体检被发现，其中，彩超是检查胆囊息肉最重要的手段。彩超可以清楚地显示息肉的部位、数目和大小。另外，CT 和核磁共振有助于鉴别胆囊癌和胆囊息肉。

有一部分患者右上腹会出现疼痛，另外还会有消化不良的症状，如发热、黄疸等，这可能是胆囊息肉合并胆囊结石导致的。

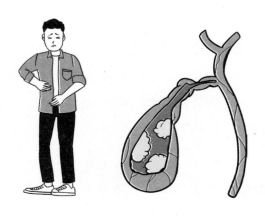

彩超检查非常重要

在做彩超检查的时候，不同的息肉会显示出差别，因此做彩超有助于鉴别、诊断。

胆固醇息肉直径通常小于 1 厘米，表现为多发、回声均匀且带蒂的息肉样病变，其回声强于肝实质，伴有或不伴有强回声光点，表面呈桑葚状。

腺瘤性息肉常常单发，表现为向胆囊腔内凸起的乳头状或者桑葚状低回声或等回声结节，有长短不等的蒂或基底较窄，不随体位变化而移动。

胆囊腺癌通常单发，回声均匀或不均匀的息肉样结构，与肝实质等回声，表面呈桑葚状，基底部变宽，血流丰富，胆囊壁连续性中断，严重时侵犯肝脏，肝内可见转移灶，局部淋巴结肿大。

胆囊腺肌症表现为胆囊壁非特异性局灶性增厚（大于4毫米），胆囊壁内壁出现弥漫性、卵圆形小憩室，即罗阿氏窦。

什么样的息肉会癌变？

腺瘤性息肉有可能恶变为胆囊癌，而炎性息肉、胆固醇息肉一般不会癌变。胆囊腺肌瘤是否会增加胆囊癌的风险目前还存在争议。

1. 息肉大小是预测恶变最关键的指标。

直径2厘米以上的息肉几乎都是恶性的，并且大多数属于癌症晚期。

1～2厘米的息肉应视为可能是恶性的。研究发现，在大于1厘米的息肉中，癌症的发生率为43%～77%，而2厘米以上的息肉100%为癌症。

2.年龄是另一个危险因素。

一些研究显示，50～60岁以上的患者长有恶性息肉的风险更高。

无蒂的息肉发生癌变的风险也会显著增加。

有人问，是不是胆囊息肉越多就越可怕？大部分情况下，息肉越多，反而越安全，因为多发息肉往往是胆固醇息肉，通常来说直径小于1厘米，一般不会癌变。而腺瘤性息肉通常是单发的，无蒂，更容易癌变。

哪些患者需要手术治疗？

胆囊切除是治疗胆囊息肉最主要的办法，有以下症状的患者可能需要手术。

1.有症状的胆囊息肉，例如出现腹痛、消化不良的症状。

2.胆囊息肉合并胆囊结石，胆囊结石会增加息肉癌变的概率。

3. 长有直径大于 1 厘米的息肉。

首选在腹腔镜下进行胆囊切除术，手术创伤小，术后恢复快，当天做的话当天即可出院。不满足以上条件的息肉则需要患者定期复查彩超。

直径为 6 ～ 9 毫米的病变息肉可能是胆固醇息肉、腺瘤或癌。建议对这些患者的超声随访频率设定为最初 1 年时每6 个月一次，随后如果息肉大小稳定，则一年检查一次。息肉增大的患者需要手术治疗。

小于等于 5 毫米的息肉通常为良性，最常见的是胆固醇息肉。无症状的胆固醇息肉患者不需要治疗，但建议一年复查一次彩超，如果情况稳定，则后续没有必要再行随访检查。

总而言之，大部分胆囊息肉不会癌变，也没有任何症状，如果胆囊息肉出现症状，合并胆囊结石或者直径大于 1 厘米，都应该手术切除胆囊。

🔍 为什么手术 切除后肠息肉还会再长？

文先生 40 岁，做肠镜检查时发现结肠多发息肉，便进行了手术切除，一年后做肠镜发现又长了好几个息肉。他很苦恼，肠息肉怎么切了又长？难道只能每年做肠镜，然后切除吗？有没有办法预防肠息肉呢？

肠息肉确实很讨厌，它是大肠癌的癌前病变，如果不把它切掉，就有可能发展为大肠癌。但是，肠息肉很难根除，第一次切完之后，第二年复查可能又长出了新的，只能再切除。

为什么肠息肉会反反复复呢？目前肠息肉的具体原因未知，可能与遗传、生活饮食习惯、环境等多种因素有关。如果你总是长肠息肉，那么除了定期复查，早发现，早切除，防止肠息肉癌变之外，你还可以这么做。

1. 减肥。"管住嘴，迈开腿"，将自己体重保持在正常范围内有助于降低肠息肉和肠癌的发病率。

2. 高纤维低脂饮食。多进食蔬菜、水果、粗粮等富含膳食纤维的食物，少吃高脂肪食物，这样也有助于降低肠息肉的发病率。少吃腌制食品，少吃猪肉、牛肉、羊肉等红肉，适当地吃一些鸡肉、鱼肉等白肉也有助于降低肠息肉的发病率。

3. 戒烟戒酒。限制饮酒量，尽量不喝酒，戒烟，都有助于降低肠息肉和肠癌的发病率。

4. 服用阿司匹林。长期口服阿司匹林可以降低肠息肉的发病率，也可以降低大肠癌发病率。大量研究表明，阿司匹林可预防结肠腺瘤和癌症，但在用药方面还应当谨遵医嘱，不要自行随意服用药物，因为口服阿司匹林也有一些副作用，例如消化不良、胃肠道溃疡和出血，甚至极少部分人可以出现脑出血。

有研究显示，在一般风险人群中，常规服用阿司匹林可使患结肠腺瘤和大肠癌的风险降低 20% ～ 40%。

低剂量和高剂量的阿司匹林均具有保护作用，其对近端结肠腺的保护作用更明显，且阿司匹林服用时间越长，保护作用越明显。但是，阿司匹林的最佳剂量是多少，需要服用多长时间，尚无定论。

2017 年澳大利亚国家指南推荐全国 50 ～ 70 岁者服用100 毫克肠溶阿司匹林，前提是不存在阿司匹林的禁忌证，例如活动性消化性溃疡病或消化不良，未得到控制的高血压，明显的肾损伤或阿司匹林过敏，等。

5. 补钙。增加膳食钙摄入或使用钙补充剂也是一项预防措施。荟萃分析显示，补钙可以显著降低结直肠腺瘤复发的风险。美国胃肠病学会已推荐将补钙作为结肠腺瘤的预防手段。为了你的骨骼健康，同时也可能预防肠息肉复发，适当补充钙剂是一个不错的选择。

所以，除了定期复查肠镜，通过以上措施也可以降低肠息肉和肠癌发病率。

🔍 大肠癌晚期，
住院98次，7年了还活着

最近，我的老熟人又来住院了，这是他第 98 次住院。他是一位肠癌晚期的患者，已经与癌症抗争了 7 年，并且依旧健在，身体硬朗。

7 年前，老李 52 岁，因为大便带血，排便困难 2 个月，去医院就诊，进行肠镜检查之后，发现乙状结肠有一个肿瘤，导致肠腔狭窄，排便困难。同时，腹部和胸部的 CT 提示，肝脏和肺脏都有癌细胞。

肝脏有两个 2 厘米左右的转移灶，肺上面有数个 5 ～ 10 毫米的小结节，都考虑为癌症转移，这样出现广泛转移的属于四期肠癌。

理论上，这样的患者是不应该手术的，因为手术治疗效果很差。但是，老李已经出现肠梗阻了，排便困难，如果不做手术，肠管可能被完全堵死，导致无法排便。为了解决肠梗阻的问题，医生给他做了手术，把乙状结肠癌切除，同时把肝上的转移瘤也切除了。

手术后，老李恢复得很好，下一步就应该接受化疗，尽可能杀灭癌细胞，延缓肿瘤扩散。除了化疗，还可以加用靶向治疗，双管齐下，最大限度地抑制癌细胞。那时，靶向药还没有纳入医保，但是幸亏有慈善赠药计划。慈善赠药计划指的是患者自费购买几次靶向药物，如果用药之后，患者的病情有所好转，得到了控制，那么厂家就会免费赠药，患者以后用药全都免费。

老李的家境并不富裕，靶向药物并不便宜，前几次购买每次都要花费上万元，这时候老李陷入困境：要不要"赌一把"？

说实话，靶向治疗不是对每个人都有效，有的人一开始就耐药，有的人则一开始服用时有效，但用过几次之后，因肿瘤耐药而失效。如果出现这种情况，之前的钱可能就白花了。

还有一些患者没等到赠送的药物，肿瘤就出现了扩散，有的甚至去世了。尽管现有的一些医学方法可以预测靶向治疗是否有效，但这些预测手段做不到100%的准确，是否接受靶向治疗依然需要患者自己做决定。

老李和他的家人决定试一试。幸运的是效果不错，通过化疗加靶向治疗，老李肺部的转移瘤被控制住了，其他器官也没有出现新的转移瘤。老李等到了赠药，从此以后，他的靶向用药都由厂家赠送。之后，老李每三周就要住一次院，接受一次靶向治疗。

在这 7 年的时间里，老李住院共计 98 次，成为科室医生最熟悉的患者。通过靶向治疗，老李体内的肿瘤与身体维持了平衡，肿瘤细胞没有进一步扩散，但也没有完全消失，而是被靶向治疗压制住了。

老李是幸运的，希望他能一直坚持下去！

通过老李的例子，在此想告诉大家，对于肿瘤晚期，医学上也是有治疗办法的，有一部分患者通过手术、化疗、靶向治疗等综合治疗方法，取得了不错的效果，可以长期生存，甚至痊愈。

现在很多靶向药物都降价了，并被纳入医疗保险范畴，大大减轻了患者的负担。即使不幸罹患癌症，也不要轻言放弃，早发现，早治疗，效果会比较理想。

🔍 7岁女孩确诊肝癌晚期，
乙肝妈妈要注意

深圳市第三人民医院接诊了一位 7 岁的小女孩，她被诊断为肝癌晚期，不得不接受肝移植手术。小林（化名）只有 7 岁，平时喜欢打乒乓球。小林在深圳参加乒乓球比赛期间因为肚子疼前往医院就诊，B 超检查提示她肝脏多发实性占位病变。经肝穿活检后，才 7 岁的小林被确诊为肝癌晚期，只有尽快进行肝移植才能保住她的性命。做完肝脏移植手术后，小林恢复情况良好。

为什么才7岁就得了肝癌？

据新闻报道，小林的母亲是乙肝患者，小林受母婴垂直传播感染，从出生起就患有乙肝。没想到，仅仅 7 年时间就发展成了肝癌。一般来说，慢性乙肝要经过数十年才会发展为肝硬化，再经过数十年，才会转变为肝癌。当然，大部分乙肝患者不会恶化成肝硬化和肝癌，只有少部分患者会变成这样。

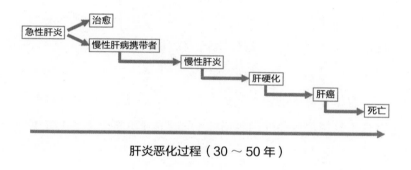

肝炎恶化过程（30～50年）

乙肝的母婴阻断成功率近乎100%

然而，小林的情况本来是可以避免的，即使是患有乙肝的妈妈也可以生育出健康的宝宝，只要做到以下几点，乙肝的母婴传播概率几乎为零。

1. 孕前做好检查。

怀孕之前或者刚怀孕时，一定要查乙肝"两对半"，以及肝功能。很多女性不知道自己患有乙肝，怀孕之后也不做产检，最后追悔莫及。

如果患有慢性乙肝，无乏力、食欲减退等肝炎临床表现，肝功能正常，无肝纤维化或肝硬化者可正常妊娠。

如果处于肝炎活动期，即有临床表现和（或）肝功能异常者，须暂时避孕。首先要休息，暂不用抗病毒药物，等临床表现消失，肝功能正常且稳定 3 个月后再妊娠。若上述治疗 3 个月无效，需要抗病毒治疗，待肝功能正常后再妊娠。

有生育需求的慢性乙肝女性，有抗病毒治疗适应证时，首选不易产生耐药性的替诺福韦酯，待肝功能正常后再妊娠，同时继续服药。

2. 孕期密切监测，必要时服用抗病毒药物。

慢性乙肝感染妇女妊娠后，须定期复查肝功能，尤其在妊娠早期和妊娠晚期。首次检测肝功能正常者，无肝炎症状时，每 2～3 个月复查一次。孕妇 HBV DNA（即乙肝病毒基因）$>2 \times 10^5$ 国际单位 / 毫升或者乙肝 e 抗原呈阳性，从妊娠 28 周至 32 周可服用抗病毒药物，分娩当日停药。首选药物还是替诺福韦酯。

3. 分娩后，新生儿尽早接受乙肝免疫。

如果母亲乙肝表面抗原呈阴性，其新生儿按"0、1、6 月"方案接种乙肝疫苗，通常不需要注射乙肝免疫球蛋白。

乙肝表面抗原呈阳性的母亲，其新生儿出生后 12 小时内（越快越好）必须肌内注射乙肝免疫球蛋白，同时肌内注射第 1 针乙肝疫苗（越快越好），1 月和 6 月龄分别接种第 2 针和第 3 针疫苗。

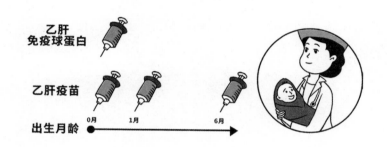

在怀孕的中晚期服用抗病毒药物，孕妇分娩时其病毒水平可降低，同时新生儿接受正规免疫接种预防，几乎可以完全阻断乙肝母婴传播。

4. 乙肝妈妈可以正常哺乳。

虽然乙肝表面抗原阳性孕妇的乳汁中存在病毒，但母乳喂养不额外增加乙肝母婴传播风险，这与新生儿出生后立即免疫预防有关。

新生儿出生后 12 小时内已完成免疫预防，具有免疫力，乳头皲裂或损伤出血、婴儿口腔溃疡或舌系带剪开造

成口腔损伤等情况下，均可哺乳，无须检测乳汁 HBV DNA
水平。

　　孕妇妊娠期抗病毒预防治疗，产后立即停药者，鼓励母
乳喂养。

🔍 肝功能正常
不等于没患肝癌

　　有人问：体检时，抽血查肝功能，指标一切正常，为什么4个月之后却被确诊为肝癌晚期，这是怎么回事？抽血查肝功能可以发现肝癌吗？是不是体检时搞错了，没有发现肝癌的迹象。

　　这种情况完全是有可能发生的。因为肝功能指标与肝癌没有必然的联系，肝功能正常不等于没有患肝癌。

什么是肝功能指标？

　　肝脏有非常强大的功能，包括合成蛋白质，代谢脂肪和糖类，合成维生素、凝血因子，解毒，生成胆汁等多种功能。

　　在医院或体检机构抽血查肝功能的时候，一般是抽血查转氨酶、胆红素、白蛋白、凝血功能等指标。

这些指标在一定程度上反映的是肝脏有无受伤，肝脏能否正常工作。肝细胞坏死，细胞被破坏会释放大量的转氨酶，体内的转氨酶的含量就会升高。肝脏是代谢胆红素的器官，如果肝功能受损，不能完全代谢胆红素，就会导致胆红素升高。

然而，这些指标与肝癌没有必然的联系！

肝癌等于肝功能异常？

肝癌是由于肝脏细胞受到各种致癌因素的作用，发生基因突变，变为癌细胞。肝癌的常见病因包括乙肝、丙肝、脂肪肝以及酗酒、进食发霉的食物等等。

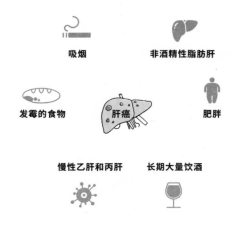

吸烟　　　　　非酒精性脂肪肝

发霉的食物　　肝癌　　　肥胖

慢性乙肝和丙肝　长期大量饮酒

肝细胞发生癌变之后，会在肝脏里大量繁殖。肝癌细胞生长速度快，会掠夺正常细胞的营养和能量，还会在肝脏里搞破坏，影响肝脏的正常运转，导致肝功能异常，出现胆红素升高、黄疸、转氨酶升高、凝血功能障碍、低蛋白血症、腹水、营养不良等多种症状。

我国患肝炎人数较多，乙肝发病率非常高，大部分肝癌都是这样发展的：慢性乙肝→肝硬化→肝癌。

由肝硬化发展成肝癌的时候，肝功能可能会出现异常。但也不是绝对的，肝脏是一个代偿能力非常强的器官，只要有少量的正常肝细胞，肝脏就可以正常工作。

还有一些肝癌的患者并没有肝炎和肝硬化的病史，肝癌发生的时候，肝功能是正常的。甚至有即使到了肝癌晚期，肝功能也依然正常的情况。

所以，抽血检查肝功能时即使结果显示正常也不表示没有患肝癌。另外，也不能从肝功能的水平来判断肝癌的严重程度。

想要早期发现肝癌，应该怎么办？

以下人群患上肝癌的可能性较大。

1. 乙型肝炎病毒（HBV）和（或）丙型肝炎病毒（HCV）感染者。

2. 长期酗酒者。

3. 非酒精脂肪性肝炎患者。

4. 长期食用被黄曲霉毒素污染的食物的人群。

5. 各种原因引起的肝硬化，以及有肝癌家族史等的人群。

这些高危人群应该从 40 岁开始做两项检查：抽血查肿瘤标志物甲胎蛋白（AFP）和肝脏彩超。检查频率为每 6 个月一次。

如果肿瘤标志物甲胎蛋白或肝脏彩超显示有异常，就需要进一步检查，例如做肝脏 CT、核磁共振、穿刺活检等。

总结一下本小结：肝功能与肝癌没有必然的联系。想要及早发现肝癌，应该抽血查肿瘤标志物甲胎蛋白，做肝脏彩超检查。

🔍 为什么胰腺癌
被称为"癌中之王"？

随着医学技术的进步，大部分癌症患者的生存率都在提高。近几十年来，乳腺癌、结直肠癌等癌症患者生存率得到了大幅度提升。但有一个例外，那就是胰腺癌。胰腺癌的生存率一直没有得到明显的提升，胰腺癌的 5 年生存率低于10%，绝大部分患者在被诊断出患有胰腺癌的半年内会死亡，是所有的恶性肿瘤患者中死亡率最高的。所以，胰腺癌又被称为"癌中之王"。

为什么胰腺癌患者的死亡率如此之高？

第一，胰腺癌细胞恶性程度高。

不同的癌症恶性程度是不一样的。癌症就像坏人，但不同的坏人作恶的程度不一样，胰腺癌就像穷凶极恶的坏人，其恶性程度最高。胰腺癌细胞容易侵犯周围的淋巴结和血管，一旦癌细胞包绕大的血管，手术难度就非常大，容易造成大出血，导致死亡。

第二，胰腺癌无法在早期发现。

胰腺位于腹部的深面，肠子的后面。由于位置太深，脏器感觉又非常不敏感，且早期胰腺癌没有任何症状，所以不容易发现。等到出现腹痛、黄疸、消瘦等症状时往往已经是胰腺癌的中晚期了，治疗效果差。

此外，胰腺的位置太深，前面有肠管挡住，肠管周围有气体，而彩超最怕气体，有气体干扰就看不清楚，所以不太适合借助彩超检查。想要筛查胰腺癌，需要做 CT 或核磁共振。

第三，胰腺癌手术难度大。

胰腺的周围有胆管、胃、胆囊、小肠、十二指肠、肝脏、肠系膜上动脉和静脉等。而且，癌细胞还容易侵犯淋巴结、大血管。做手术的时候，需要切除部分或全部胰腺、十二指肠、胆管、胃、脾脏等，同时需要完成胃肠吻合、胆肠吻合、胰肠吻合。胰腺癌手术难度很大，术后恢复慢，手术死亡率比较高。

　　第四，胰腺癌缺乏有效的辅助治疗手段。

　　肿瘤的治疗手段包括手术、放化疗、免疫治疗、生物靶向治疗等。除了手术治疗，其他的治疗手段也非常重要。然而，胰腺癌始终缺乏有效的辅助治疗手段。胰腺癌细胞恶性程度高，生长速度快。而且癌细胞对放化疗不敏感，治疗效果差，还缺乏特效的靶向治疗药物，除了手术治疗，其他的治疗手段效果都比较差。只有早期的胰腺癌手术治疗效果较好，中晚期的胰腺癌手术治疗效果都比较差。

早发现，早治疗

　　想要提高胰腺癌的治愈率，需要早期发现，并且研制出更有效的治疗药物。目前，早期发现胰腺癌是最靠谱的手段。

　　胰腺癌的高危人群包括以下：

　　1. 长期抽烟饮酒，特别是年龄大于 40 岁的人群。

　　2. 家族里有胰腺癌患者。

　　3. 糖尿病患者。

　　4. 慢性胰腺炎患者。

　　5. 有胆管结石，常出现胆源性胰腺炎的患者。

6. 严重肥胖、超重，患有高脂血症的人群。

这些高危人群可以考虑从 40 岁左右开始筛查胰腺癌。

总之，目前，胰腺癌还缺乏有效的治疗方法，需要早发现，早治疗，这样才有可能取得比较好的治疗效果。

🔍 突然戒烟，更容易得肺癌？

前不久，我看到一条点赞量超 20 万，评论超 2 万的伪科普信息，大家一起看一看。

我们不赞成抽烟的人戒烟。我个人觉得可以小剂量维持抽烟。酒可以戒，烟不能直接戒掉，你的呼吸系统已经在吸烟的作用下达到了平衡，突然不抽烟就相当于打破了平衡。那些突然戒烟的人肺癌发病率很高。

这段话是错误的，没有研究证明戒烟之后肺癌的发病率会提高，也从来没有所谓的小剂量维持抽烟有好处的证明。

吸烟是患肺癌的主要危险因素，吸烟的人肺癌的发病率是普通人的 10 倍。香烟中有 69 种致癌物，吸烟除了增加肺癌的发病率，还会增加口腔癌、喉癌、膀胱癌、胰腺癌等多种癌症的发病率。

　　除了增加癌症的发病风险，吸烟还会增加高血压、冠心病、脑中风的发病风险。吸烟会让人的口气不清新，牙齿变坏，还会让男性出现勃起功能障碍、性功能障碍，这些都是吸烟的危害。长期吸烟会让人缩短寿命，而戒烟能够延长寿命。

　　越早戒烟，戒得越彻底，效果越好。如果戒烟时间超过5年，肺癌、喉癌、膀胱癌的发病率可以显著下降；如果戒烟时间超过15年，肺癌的发病风险与普通人是一样的。

　　当然，戒烟之后会出现各种各样的戒断反应，因为戒烟主要是戒掉对尼古丁的依赖，短期可能会出现心烦意乱、睡眠不好、注意力不集中、体重增加等反应，这都是正常的。只要度过这几个月，坚持不抽烟，戒烟的好处就会体现出来。

🔍 不抽烟不喝酒，为什么会得胃癌？

　　前一阵子，我看到一个不幸的消息，知名博主"茄子的余生"——一位"90后"抗癌博主去世了。他因为胃痛去医院看病，被诊断为胃癌晚期，已经出现腹膜转移，无法手术。患癌之后，他发布了很多视频，讲述了自己的抗癌经历，他积极乐观的心态感染了很多人。但他最终还是没有敌过病魔，被胃癌无情地夺去了年轻的生命。

为什么会得胃癌？

　　"茄子的余生"曾在视频中提到，自己从来不抽烟，也不喝酒，生活作息规律。那他为什么还会患胃癌呢？这是很多人的疑问。在我所在的医院里，确实也有不少这样的患者，生活作息规律，却患上了胃癌。胃癌是我国第二大癌症，每年发病人数约 40 万，发病人数仅次于肺癌。

胃癌的发病率高，与以下因素有密切的关系。

1. 遗传因素。

患胃癌有一定的遗传因素，具有家族聚集性，一个家族中可能会有好几位消化道肿瘤的患者。如果家族中有人患胃癌，其后代患胃癌的概率会增加。

2. 高盐饮食。

很多人喜欢吃高盐食品，例如咸鱼、腊肉、咸菜等，这些食物富含亚硝酸盐。亚硝酸盐会在人体内转换为亚硝胺。亚硝胺是一类致癌物，长期摄入会增加胃癌发病率。

3. 抽烟。

香烟的烟雾中含有大量的有毒、有害物质。抽烟的时候，烟雾不仅会进入肺里，还会随着吞咽动作进入胃里，长期抽烟会增加胃癌发病率。

4. 幽门螺杆菌感染。

据统计，我国幽门螺杆菌感染的人数超过 7 亿，幽门螺杆菌感染后如果没有及时治疗，有一定的概率罹患胃癌。

年纪轻轻，为什么会得胃癌？

在很多人的观念中，中老年人才会患癌症，其实并不是这样的。年轻人也会患癌症，而且年轻人患癌症的并不在少数。

"茄子的余生"在 2018 年 1 月份已经出现胃痛的症状，但他大意了，以为自己年轻，不可能得胃癌，就没去医院检查。等到同年 12 月份，疼得实在受不了，才去医院检查，这时已经是胃癌晚期，无法手术了。

其实，这样的悲剧原本是可以避免的，早期胃癌的治疗效果还是比较理想的。胃癌分为一期、二期、三期、四期，根据日本国立癌症研究中心发布的最新数据，一期胃癌 5 年生存率高达 98.1%；二期胃癌为 66.4%；三期胃癌为 47.3%，四期胃癌为 7.3%。

只有早发现，早治疗，才能取得好效果。日本普及胃镜筛查，发现了大量的早期胃癌患者。而我国的患者对胃镜筛查认知程度还不是很高，平时不会去做胃镜检查，等到出现症状的时候，往往是晚期。

如何预防胃癌？

第一，分餐制，避免感染幽门螺杆菌。

幽门螺杆菌它是唯一可以在胃里生存的细菌，会导致胃炎、胃溃疡，甚至胃癌。

为什么幽门螺杆菌感染率这么高？因为幽门螺杆菌可以通过口口、粪口途径传播。所以，要少出去聚餐，尽量在家吃，使用公筷或分餐吃。如果家里有人感染了幽门螺杆菌，全家都要去检查。感染者要单独使用餐具，接受抗幽门螺杆菌治疗。

第二，改变不良的饮食习惯。

胃是非常脆弱的，要改变不良的饮食习惯，做到日常养胃。按时吃三餐，不要饱一顿，饿一顿，不要暴饮暴食。不规律的饮食习惯会导致胃酸分泌紊乱。早上是胃酸分泌的高峰期，如果不吃早餐，胃酸会对空腹的胃黏膜造成损害，导致胃溃疡，甚至胃癌。吃夜宵导致晚上分泌大量的胃酸，打破了胃酸的分泌规律，让胃得不到休息，容易诱发胃病。

第三，少吃高盐食物。

高盐饮食对胃黏膜会有损害，所以平时要清淡饮食，少吃咸菜、腌肉、咸鱼等高盐食物。同时，也要少吃辛辣刺激性的食物、高脂食物，这些食物会给胃造成很大的负担。

多吃新鲜的蔬菜和水果，补充维生素，可预防胃癌。

第四，戒烟戒酒。

吸烟产生的烟雾也会进入胃里，对胃黏膜造成伤害，长期吸烟会增加胃癌的发病率。饮酒也一样，酒精首先触及胃黏膜，会对胃造成损害，一次性大量饮酒甚至有可能导致急性胃炎、胃出血等。所以，要想远离胃癌，最好戒烟戒酒。

这些人应该定期做胃镜检查

第一种，有胃病症状的患者。

有胃病症状的患者，需要做胃镜检查以明确诊断。相关症状如上腹痛、上腹胀、反酸、烧心、恶心、呕吐、黑便、呕血、吞咽困难、不明原因消瘦、体重下降、不明原因贫血等。

第二种，检查发现异常，需要确诊的患者。

有些人做体检的时候，会进行抽血、彩超或 CT 检查，这些检查有可能发现异常，提示有患胃病的可能。例如抽血发现肿瘤标志物 CEA、CA-199 等升高，大便化验结果为潜血阳性。通过彩超或者 CT 等检查，发现胃壁增厚、胃占位性病变、食管增厚等。此时则考虑为食管或者胃部的疾病，需要做胃镜检查进一步诊断。即使做完 CT 检查被考虑为胃癌，也需要做胃镜检查，因为只有胃镜检查才能取活检，做病理诊断。关于病理诊断的内容，后文会有提及。

第三种，胃镜筛查的目标人群。

如果是高危人群，即使没有任何不舒服，也应该进行胃镜筛查。

胃癌筛查目标人群指的是年龄等于及大于 40 岁，且符合下列任意一条者。

1. 来自胃癌高发地区。

2. 感染幽门螺杆菌。

3. 既往患有慢性萎缩性胃炎、胃溃疡、胃息肉、肥厚性胃炎、恶性贫血等胃的癌前疾病及手术后残胃。

4. 为胃癌患者一级亲属。

5. 存在胃癌其他风险因素（如摄入高盐、吸烟、重度饮酒等）。

建议以上人群从 40 岁起，开始进行胃镜检查，并根据胃镜检查的结果决定下一次做胃镜的时间。

🔍 胸大的人更容易
得乳腺癌吗?

网上有传言,胸越大,越容易得乳腺癌,这是真的吗?

目前主流的医学观点均不支持这种说法,任何乳腺癌的预防或者治疗指南均没有把胸大列为乳腺癌的高危因素。胸大不等于乳房的腺体多,也有可能是脂肪含量多。

目前已经比较明确的会增加乳腺癌的发病概率的因素有以下这些。

1. 年龄的增加。

2013 ~ 2015 年美国女性发生乳腺癌的概率如下:

●出生至 49 岁为 2.0%(每 49 名女性有 1 人患乳腺癌);

●出生至 50 ~ 59 岁为 2.3%(每 42 名女性有 1 人患乳腺癌);

●出生至 60 ~ 69 岁为 3.5%(每 28 名女性有 1 人患乳腺癌);

● 70 岁及以上为 6.7%（每 14 名女性有 1 人患乳腺癌）；

● 出生至死亡为 12.4%（每 8 名女性有 1 人患乳腺癌）。

2. 性别。

男性也可能患乳腺癌，但女性发病率显著高于男性。

3. 体重和体脂。

身体质量指数（BMI）大于 30 与乳腺癌的总体发病率和死亡率增加相关。研究发现，肥胖的女性绝经后得乳腺癌的概率会增加。即使身体质量指数正常，体脂率较高的女性患乳腺癌的风险也会增加。不同于绝经后的女性，绝经前的女性身体质量指数增加，却可以降低乳腺癌的发病率，但具体原因不详。

这提示我们，绝经前稍微胖一点没有特别大的影响，但是绝经后不能超重，在围绝经期就要开始控制体重了。

4. 身高。

身高较高的女性，发生乳腺癌的风险会增加。有研究显示，身高超过 175 厘米的女性，比身高为 160 厘米的女性发生乳腺癌的风险增加 20%，这可能与青春期的营养状态有关系。

5. 雌激素水平。

无论是绝经期还是绝经后的女性，体内高水平的雌激素都会增加乳腺癌的发病率。绝经后，长期补充外源性雌激素也会增加乳腺癌发病率。

6. 乳腺良性疾病。

有些类型的乳腺增生会增加乳腺癌发病率，例如异型性增生。

7. 致密型乳腺组织。

乳腺的密度反映了腺体组织和结缔组织相对于脂肪组织的含量。腺体组织越多，脂肪组织越少，乳腺越致密。如果致密组织占乳腺的大部分或全部，则被称为致密型乳腺组织。

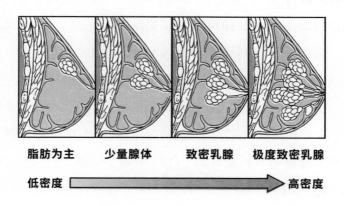

脂肪为主　　少量腺体　　致密乳腺　　极度致密乳腺

低密度　　　　　　　　　　　　　　　　　高密度

乳腺组织致密的女性发生乳腺癌的风险相对较高。

这提示大家，乳腺致密不等于胸大，很多胸大的人可能只是胸部的脂肪多而已。相比欧美国家，我国女性普遍胸要小一点，但是乳腺的腺体组织丰富，更致密。

8. 月经初潮早或者绝经晚。

月经初潮早或绝经晚，乳腺长时间暴露在雌激素的环境中，会增加乳腺癌的发病率。有研究显示，月经初潮每晚一年，乳腺癌发病风险下降 5%；绝经年龄每晚一年，患乳腺癌的风险增加 1.03%。

9. 未生育和多产。

没有生孩子的女性，乳腺癌发病率会增加。尽管女性在分娩后最初几年内发生乳腺癌的风险高于未生育的女性，但经产状态会在分娩后的数十年产生保护作用。

多产是否会降低乳腺癌的发病率还存在一定的争议。有人认为，生孩子的次数增加会降低乳腺癌的发病风险。

生孩子的年龄也会影响乳腺癌的发病风险，与没有生孩子的女性相比较，首次生产年龄为 20 岁、25 岁及 35 岁的女性患乳腺癌的累积发病率（直到 70 岁）分别降低 20%、降低 10% 和升高 5%。

10. 乳腺癌个人史。

如果曾经患乳腺癌或者乳腺原位导管癌，那么对侧乳腺患乳腺癌的风险增加。

9

11. 乳腺癌家族史。

如果有 1 位一级亲属患癌，本人患乳腺癌的风险增加至 2 倍；如果有 2 位一级亲属患癌，风险增加至 3 倍。一级亲属确诊乳腺癌的年龄越早，患乳腺癌的风险越大：如果一级亲属在 30 岁前确诊乳腺癌，本人患乳腺癌的风险增至 3 倍；若是 60 岁后确诊，患癌的风险增加 1.5 倍。

12. 饮酒和吸烟。

饮酒会增加乳腺癌的发病率，一致性证据表明，与不饮酒者相比，低水平饮酒量（小于 1 标准杯 / 日）到高水平饮酒量（大于和等于 3 标准杯 / 日）的女性乳腺癌风险均更高。多项研究表明，吸烟者患乳腺癌风险会增高。

13. 频繁的夜班工作。

国际癌症机构和世界卫生组织公认夜班很可能致癌，但是研究证据不一致，2012 年针对护士的一项研究显示，午夜后上班，乳腺癌的发病风险增加 80%，白班与夜班长期轮换的护士，乳腺癌的发病风险增加 1.6 倍。上夜班导致乳腺癌的机制不明，可能是夜间的光线刺激，导致人体内的褪黑素合成减少。

14. 电离辐射。

年轻时如果胸部暴露于电离辐射，会增加乳腺癌的发病概率。电离辐射不是手机或者电脑的辐射，X 线检查、CT 检查以及放疗都属于电离辐射。如果肺部得了肿瘤，接受过放疗，那么乳腺癌的发病风险就会增加。

15. 基因突变。

大部分的乳腺癌是由上述的因素综合作用导致的，但是，大约由 5% ～ 6% 的乳腺癌是由基因异常导致的，这些基因包括：乳腺癌易感基因（BRCA1 和 BRCA2）、PTEN 基因、p53 基因、错配修复基因等。以 BRCA1 突变为例，如果携带该基因的突变，到 70 岁时，患乳腺癌风险高达 55% ～ 70%，卵巢癌终生风险为 40% ～ 45%。此类高危人群可以考虑预防性地切除乳腺及卵巢。

可能降低乳腺癌风险的保护因素，主要有以下三点：

1. 哺乳。

产后哺乳可以降低乳腺癌的发病率，每哺乳 12 个月，乳腺癌的相对危险度降低 4.3%。

2. 体育锻炼。

定期锻炼可以降低乳腺癌的发病风险，每天抽时间运动一下吧，运动不仅强身健体，还可以降低癌症发病率。

3. 饮食因素。

地中海饮食可降低乳腺癌发病率，地中海饮食的特点为高膳食纤维，多吃新鲜蔬菜水果，多吃鱼和海鲜，做菜时使用植物油，特别是橄榄油。

植物雌激素是一种纯天然的植物物质，主要存在于黄豆以及多种蔬菜水果中。有研究显示，富含大豆的膳食可预防乳腺癌。

总而言之，乳腺癌的发病是多因素共同作用的结果，既与遗传因素、家族史有关，又与生活饮食习惯、月经、生育等因素有关。但就目前的研究来看，胸大与乳腺癌没有必然联系。

🔍 乳房疼痛是乳腺癌吗？
其实不疼更可怕

　　小美 24 岁，刚毕业参加工作，最近由于工作繁忙，经常熬夜，平时又喜欢吃辣的食物，不仅脸上开始冒痘痘了，而且乳房也碰一下就异常疼痛，似乎还可以摸到硬块，在经期之前尤其明显。小美非常担心，在网上看了好多文章，网上的文章表示，乳房疼是乳腺癌的前兆。于是，小美赶紧去医院咨询。

　　小美的情况不是个别现象，很多女性都有这样的困扰。那么，本节来讲解一下，乳房疼痛到底是不是乳腺癌的前兆。

绝大部分乳房疼痛不是乳腺癌

　　疼痛并不是乳腺癌的特征，实际上，恰恰相反，很多癌症患上之后是不痛的。癌细胞是由正常的细胞突变而来的，与正常的细胞有很多相似的特征，机体并不会出现明显的异常和反应，这也是为什么癌症很难早期被发现。

到了癌症晚期，才有可能出现疼痛。以乳腺癌为例，如果肿瘤向后侵犯胸壁、肋骨和肋间神经或侵犯乳腺的皮肤，导致破溃等，人体就会出现非常剧烈的疼痛。

乳房疼痛可能是乳腺增生

乳房疼痛最常见的原因是乳腺增生。乳腺增生是一种良性病，很多女性都有乳腺增生，它与激素分泌紊乱、不良的生活习惯、辛辣刺激性饮食、工作压力大、心情不好都有关系。因为乳腺增生与雌激素有关，所以多见于年轻女性，而且与月经有关系。

乳腺增生一般表现为一侧或双侧乳房疼痛、胀痛，还可能表现为乳头疼痛。疼痛在月经前明显，月经后则会有所缓解。在乳房上有时候可以摸到弥漫性的结节或有颗粒样的触感，有些女性就非常担心，以为摸到的结节是乳腺癌。其实不然，那是乳腺的增生结节，并不是乳腺癌的硬块。

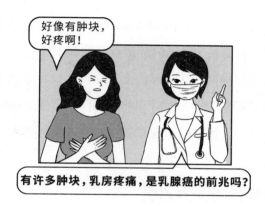

除了乳腺增生，其他情况也可能表现为乳房疼痛。如果在哺乳期出现乳房疼痛，还需要警惕乳房积乳、急性乳腺炎、乳腺脓肿等；乳腺的外伤也可能导致乳房疼痛；乳房周围的疼痛还有可能源于肋软骨炎、肋间神经痛、冠心病、带状疱疹等，但这些并不是真正的乳腺疼，不要错怪了乳腺。

乳腺疼痛应该怎么办？去医院检查，排除乳腺器质性疾病。一般来说，做乳腺彩超就可以诊断乳腺增生。如果确定是乳腺增生，就要保持好心情，少吃辛辣刺激性食物，规律作息，不要熬夜，戒烟戒酒等。通过改变生活习惯，大部分患者的乳腺疼痛都会有所缓解，如果还是疼痛，则可以遵照医嘱，服用药物来缓解疼痛。

　　总之，乳腺疼痛并不可怕，如果突然有一天，你发现自己乳房有一个硬硬的肿块，既不痛也不痒，这时候就要注意了，请立即去医院进行检查。

🔍 4A类结节有可能
是乳腺癌

　　一个周日下午，一位 50 岁左右的女性走进我的诊室。她一进门就说，医生我有乳腺增生，我是来开药的，你们医院有这种药吗？说着就从兜里拿出来一个药盒，是治疗乳腺增生的药。

　　也许是医生的直觉，我隐隐觉得哪里不对劲，转念一想，50 岁的女性患乳腺增生的可能性很小。于是，我多问了一句，你有什么不舒服，做过什么检查？怎么诊断的乳腺增生呢？

　　患者说，没有什么不舒服，就是体检的时候，做彩超发现了一点异常，乳腺里面有增生结节，我想通过吃药让结节消下去，现在已经吃了两个月了。

　　我一听更觉不对劲，吃药让结节消退？这不像正规疗法！

　　我赶紧说，给我看一看你的检查结果。

她做的是乳腺彩超，报告上写的是，右乳可见多发低回声伴点状钙化，是乳腺 4A 类结节，建议进一步检查。

我赶紧问她，你怎么随便吃药呢？是医生让你吃的吗？你知道 4A 类结节是什么意思吗？

她说，医生建议我做钼靶检查，但是我不想做，听说钼靶有辐射。我的邻居说，吃药可以让结节消退，她的结节就是吃药吃好的。

我生气地说，4A 类结节有可能是恶性的，通俗来说就是乳腺癌，吃药是无法治愈的。关于乳腺的钙化，做钼靶检查会比彩超更准确、清楚。

我对她说，你必须做钼靶检查，进一步明确病情。钼靶的辐射非常低，比胸片还低，非常安全。如果你执意要我开药，我不会答应！

患者看我发脾气了，意识到问题的严重性，她去做了检查。

乳腺钼靶的检查结果证实了我的判断，乳腺钼靶提示乳房中多发的细小钙化，这是乳腺癌的典型特征。

高密度的"小点"说明细小的乳腺钙化了，像沙子一样，我们称之为沙粒样钙化。每平方厘米超过 15 个钙化点，往往意味着乳腺癌。

由于她钼靶检查的结果非常典型，完全符合乳腺癌的特征，放射科医生直接报告为乳腺 5 类病变，考虑恶性。

看到钼靶的报告，我立即安排她住院，进一步做穿刺活检，活检结果也证实了之前的所有判断，是乳腺癌。由于病变范围太广，多发的细小钙化灶致使无法做保乳手术，只能将整个乳房切除。

BI-RADS分级提示肿瘤良恶性

无论是做乳腺彩超、钼靶检查，还是核磁共振，做完检查之后，如果发现乳腺里有病变，报告上都会有一个分级，这个分级叫作 BI-RADS 分级。

BI-RADS 是美国放射学会的乳腺影像报告和数据系统（Breast Imaging Reporting and Data System）的英文缩写，是在全世界广泛应用的分级系统，用来评价乳腺病变的良恶程度。

简单一点来说，BI-RADS 分级系统可以用来判断乳腺结节是良性的还是恶性的。

BI-RADS 分级法将乳腺病变分为 0 至 6 级，不同的分级代表肿物的不同性质，具体如下。

BI-RADS 0 级：无法评估良恶性，需要进一步评估。在临床上很少出现这样的情况。

BI-RADS 1 级：阴性，说明是正常的乳腺，没有发现病变。

BI-RADS 2 级：良性病变，可基本排除恶性。定期复查即可。

BI-RADS 3 级：良性疾病的可能性大，建议短期（一年以内，一般建议 3～6 个月）随访，医生需要通过短期随访观察来证实判断，如连续 2～3 年稳定，可改为 BI-RADS 2 级。BI-RADS 3 级病变的恶性率一般小于 2%。

BI-RADS 4 级：可疑恶性病变。需要医生进行临床干预，一般首先考虑活检，如空心针穿刺活检、麦默通活检或手术活检。此级可进一步分为 4A、4B、4C 三类。

4A：需要活检，但恶性可能性较低（3%～30%）。如活检良性结果可以信赖，可以转为半年随访。

4B：倾向于恶性。恶性可能性为 31%～60%。

4C：进一步疑为恶性，可能性 61%～94%。

BI-RADS 5 级：高度可能恶性，恶性可能性大于等于 95%，应采取积极的诊断及处理。

BI-RADS 6 级：经过活检证实为恶性，但还未进行治疗的病变，应采取积极的治疗措施。

　　4级和4级以上的病变需要引起重视。对于恶性的结节，通过吃中成药让结节消退是不科学的。

　　这个病例给了我两点提示，在此也与同行共勉。

　　第一，患者来开药，不要随意开药。

　　门诊患者很多，有时没有那么多时间问诊，但一定要多了解一下患者的病情，千万不要随便开药。幸亏我多看了一眼患者的检查结果，否则后果不堪设想，如果不及时治疗，那位患者的癌细胞可能转移扩散至全身各处，最终危及生命。

　　第二，医生掌握更多的医学知识，有时候需要态度强硬一点。

　　医患之间的医学知识存在很大的差距，医生掌握更多的医学知识。有时候为患者考虑，必须把问题的严重性告诉患者。而且如果是必要的检查，一定要让患者去做。

🔍 手术把肿瘤切掉了，
怎么还会复发？

对于大部分癌症，手术治疗是重要的手段之一，手术治疗可以直接将癌症病灶切除，效果是立竿见影的。于是很多人会问，既然手术可以把癌症病灶切除，为什么还会复发，术后为什么还要做放化疗。今天我们就来聊一聊这个话题。

癌细胞很小，肉眼根本看不见

一个肿瘤细胞的直径大约为 10 微米，比头发丝还细，肉眼根本看不见，需要用显微镜放大几百倍才能看得比较清晰。有科学家做过研究，直径 1 立方厘米左右的肿瘤团块大概有 10^9 个癌细胞，也就是 10 亿个癌细胞。

肿瘤的生长需要血管供血，提供营养物质。在肿瘤极早期，肿瘤细胞就有可能通过血液循环"跑"到全身各处的组织，例如肝脏、肺脏、大脑、脊柱等。大部分癌细胞可能无法在其他器官中生存或被免疫细胞杀死，但也可能有小部分癌细胞在一些远处的器官生存或者休眠。等到身体免疫力低下或在其他合适的机会下，这些癌细胞就会生长、转移。

除了沿着血管转移，癌细胞还可能直接侵犯周围组织和器官，癌细胞还可以种植转移或者通过淋巴管转移到周围的淋巴结，甚至远处的淋巴结。

手术治疗有效，但不能替代放化疗

医生做手术的时候，只能切除肉眼看得见的癌症肿块，然后适当切除一些周围看似正常，但有可能被癌细胞浸润的组织，清扫周围的淋巴结。以结肠癌为例，需要切除至少距离肿瘤 5 厘米的肠管，然后清扫结肠周围的淋巴结。

按照这样的手术治疗原则，将切下来的组织拿去病理科进行化验，如果切缘没有发现癌细胞，那么肉眼可见的癌细胞都已经切除了，这叫作 R0 切除术，通俗来说也就是根治性手术。

外科医生会告诉病人，手术很成功，肉眼可见的癌细胞都已经切除了。但是术后需不需要做放化疗还得看病理结果。

如果病理结果为早期，肿瘤的直径不大或者浸润比较表浅，没有淋巴结转移，那说明体内残留癌细胞的概率很低，术后放化疗的作用比较小，既不能显著地降低复发率、转移率，也不能提高生存期，那就不需要放化疗。

如果病理结果发现肿瘤分期偏晚，已经有淋巴结转移了，癌细胞跑到远处血管或者淋巴器官的可能性较大，通过放化疗可以降低复发率，延长生存期，那术后就需要进行放化疗，杀死那些肉眼看不见的癌细胞。

目前的医学手段难以检测到这些癌细胞

可能有人会问，做完手术之后，有没有什么办法可以检测一下身体里是否还有残留的癌细胞？

很可惜，目前暂时还没有很好的办法精确判断人体内是否还有癌细胞，包括我们常用的 CT、核磁共振、PET/CT（正电子发射体断层显像/X 线计算机断层显像）检查等这些影像学手段，以及抽血化验、肿瘤标志物化验、循环肿瘤细胞化验、肿瘤游离 DNA 检测等手段。

手术之后，哪些患者需要放化疗主要根据临床试验的结果，如果放化疗能给患者的康复带来好处，降低复发率或延

长生存期，那医生可能就会建议放化疗。但这是基于群体的
数据，并不是所有接受放化疗的患者都能从中获益，目前的
医疗手段还无法做到精准化治疗。

　　所以，尽管手术是非常好的治疗方案，但也需要客观看
待，手术后癌症也可能复发。手术只能切除肉眼看得见的癌
细胞，而且手术不能替代放化疗，综合治疗才能最大限度地
降低癌症的复发率。

🔍 癌症术后30年复发,
癌症还能治愈吗?

我曾遇到过一位结肠癌患者,做完手术30年后复发了。患者在30年前做过结肠癌手术,复查的时候发现腹膜后淋巴结肿大,做了穿刺活检,在显微镜下发现了癌细胞,证实是结肠癌复发。

患者和家属都不能理解,上次做完手术到现在已经过去整整30年了,怎么还会复发、转移?癌症是不是治不好了,一辈子都有复发和转移的风险?

复发、转移是恶性肿瘤区别于良性肿瘤的主要特点,从理论上来讲,在做完手术之后,恶性肿瘤不论什么时候都有复发、转移的可能。

因为不论是手术、化疗、放疗、靶向治疗还是其他治疗手段,都有可能无法杀死所有的肿瘤细胞。而且在肿瘤的发展早期,癌细胞可能就会通过血液、淋巴管等途径转移到身体的各个部位。

　　有些癌细胞会潜伏在身体的内部，例如骨髓、淋巴结等部位。这些癌细胞暂时不活动，处于静止状态，就像动物冬眠一样一直隐藏在身体里，但它们就像定时炸弹一样，随时都有复发、转移的风险。

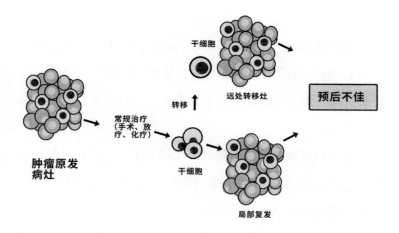

　　但是，复发、转移是有一定规律的。一般来讲，恶性肿瘤复发、转移的高峰期是术后的前 5 年，随着时间的推移，复发和转移的概率逐渐降低。

　　大量患者的临床资料显示，如果术后 5 年没有复发、转移，以后出现复发、转移的概率就非常低，所以一般来说，如果患者的癌症超过 5 年没有复发，我们就将其视作临床治愈。但是，临床治愈并不等于痊愈，还是有一定复发、转移概率的，只不过比较低而已。医院有接收过术后 5 年、10 年，甚至更长时间之后复发、转移的患者。

所以，得了癌症之后，需要终生复查和体检，即使动过手术，身体内部也可能会有少量的癌细胞残留，在人体免疫力强的时候，这些细胞被抑制，处于休眠状态。

但是，在患者过度劳累，心情不好，免疫力低下的时候，这些癌细胞有可能会被激活，复发、转移。

癌症患者除了要定期复查，还需要保持健康的生活饮食习惯，不要过度劳累，劳逸结合，保持好心情，适当运动，增强免疫力。

如果早期发现癌症复发、转移，还可以再次手术，这时是有治愈希望的。如果癌细胞已经出现全身广泛转移，一般来说就很难治愈，这时医生可能会建议以全身治疗为主，例如通过化疗、靶向治疗、内分泌治疗以延缓肿瘤发展，延长患者的生存时间。

第四章
了解最基本的医学常识

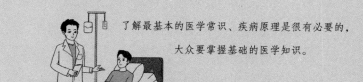

了解最基本的医学常识、疾病原理是很有必要的，大众要掌握基础的医学知识。

🔍 运动会让癌细胞 扩散得更快吗?

曾经有患者问我:曾医生,我得了癌症,还可以运动吗?还可以去打篮球、乒乓球,跑步,游泳,跳广场舞,练瑜伽吗?

在此给出答案:从现有的文献和资料来看,运动不会让癌细胞扩散得更快,而且运动可以降低疲劳感,提高身体素质,降低癌症的复发率,延长癌症患者的生存期。

运动的时候,身体需氧量增加,心跳加速,反过来会加速身体血液循环。于是有人担心,血液循环加速会不会导致癌细胞扩散,加速肿瘤转移?还有人说,运动的时候,身体的颤动、抖动可能会导致癌细胞脱落,引起肿瘤细胞的扩散和转移。

其实,这些都是不太现实的,癌细胞没有大家想象中那么脆弱，不是跳一跳、蹦一蹦就能使大量的癌细胞坏死、脱落的。

用力推拿和按摩可能造成肿瘤扩散

当然，不恰当的暴力按摩和推拿是有可能导致癌细胞扩散的，特别是乳腺和甲状腺这些体表的器官，肿瘤用手就可以触及。我在医院遇到过一些乳腺癌患者，其乳房长了结节，去美容院按摩之后，癌细胞受到挤压，进入淋巴管或血管，造成癌细胞扩散和转移。

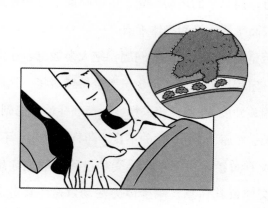

适当运动对癌症患者有好处

大部分观察性研究显示，运动可以提高癌症患者的生存期，这类研究对象主要为乳腺癌、结直肠癌和前列腺癌患者。另外，运动还可以提高癌症患者的生活质量，降低身体的疲劳感。

以乳腺癌为例，大量研究显示，适当运动可以提高乳腺癌患者生存率。对 16 项研究进行荟萃分析，发现运动量最大的乳腺癌患者与运动量最小的乳腺癌患者相比较，运动可以降低 48% 的总死亡率，28% 的乳腺癌特异性死亡率。类似的还有，高水平的运动锻炼，可以降低结直肠癌患者的死亡率，提高生活质量和身体素质。

疲劳是癌症患者常见的问题，绝大多数患者在治疗期间会出现一定程度的疲劳，不少患者会持续多年，这种情况称为癌症相关性疲劳。癌症相关性疲劳与癌症治疗的副作用（如肿瘤生长、疼痛、贫血、营养不良、药物副作用、不良情绪、失眠等）有关系。对于正在接受积极治疗的癌症患者，医生通常会建议其休息，减少体力活动以避免疲劳。长期不运动会诱发肌肉萎缩，导致体力和耐力进一步损失。有研究显示，看电视、电脑等久坐行为是癌症患者不良预后的独立危险因素。美国临床肿瘤学会关于成人癌症生存者疲劳处理的指南推荐，每周进行 150 分钟的中度有氧运动，例如快走、骑自行车、游泳。每周额外进行 2 ～ 3 次的力量训练，例如举重。

除非存在严重的身体疾病（如极度血小板减少、活动性感染、广泛的骨转移等情况），建议大多数癌症患者进行一些个性化的中等程度的有氧运动，无论是正在接受治疗的患者，还是治疗结束的患者。

🔍 提高免疫力
才是抗癌之根本

人类的免疫系统是极其复杂的，在正常情况下，免疫系统能够发现和消灭突变的癌细胞。既然已经患上癌症了，说明癌细胞已经避开了人体免疫细胞的攻击。所以，癌症患者存在免疫力低下或缺陷的问题，至少对某种癌症的特异性免疫力是较弱的。

那么，癌症患者如何增强免疫力，如何依靠免疫力消灭癌细胞，防止癌细胞的复发、转移呢？以下四点建议可供参考。

健康的生活方式

健康的生活方式包括健康的饮食与合理的作息。在饮食方面，不抽烟，不喝酒，不吃油炸食品，少吃腌制、加工肉类，少吃隔夜菜，坚决不吃霉变的食物。多吃新鲜的蔬菜和水果，高蛋白质低脂清淡饮食，多吃优质蛋白，如鸡蛋、鱼肉、鸡肉等。少食多餐，不暴饮暴食，饮食规律，按时吃三餐。

　　在作息方面，劳逸结合，早睡早起，不过度操劳，不熬夜。癌症患者在结束治疗之后，应当尽早投入社会和工作中，这样可以帮助患者重新树立信心，忘却痛苦。但不管是工作还是运动都要适度，避免疲劳。适当的活动和锻炼可以促进新陈代谢，增强体质。

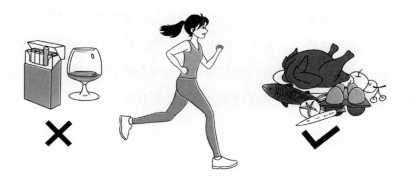

保持好心情

人在得了癌症之后很难保持好的心情，很多人会出现沮丧、抑郁、焦虑的心情。这些都是可以理解的，但一定要尽量让自己开心起来，忘掉痛苦的回忆，保持乐观的心态，不轻言放弃。保持积极的心态有助于恢复免疫力，增加抗癌效果。

强身健体

中医讲究"扶正固本"，"扶正"就是要增强自身的体质，提高免疫力。关于"扶正"的方法，患者可以咨询正规的中医医生。西药有一些提高免疫力的药物，可以按照医嘱定期注射，它们对提高免疫力有一定的效果。

免疫治疗

前文是讲如何整体提高身体素质，预防癌症的复发。那么，关于癌症的治疗，在此简单讲解一下免疫治疗。免疫治疗是一种非常有前景的治疗方式，2018 年的诺贝尔生理学或医学奖就颁给了免疫治疗领域的两位专家。目前比较成熟的免疫治疗主要有两种，分别是 PD-1 抑制剂疗法和 CAR-T 疗法。这两种方法都是通过重建机体对癌细胞的免疫力，利用免疫细胞来杀死癌细胞的，在对抗恶性黑色素瘤、白血病、淋巴瘤、肝癌、肺癌等过程中取得了巨大的成果，有需要的读者可以咨询医生。

🔍 身体出现"红痣"是肝病的标志吗？

经常有人来问我，最近皮肤上面出现了一些"红痣"，这是不是肝病的表现？网上说，出现红色的血管痣是肝病的表现，还有人说是肝硬化，甚至肝癌。

有一些朋友甚至去医院化验了肝功能，做了肝脏彩超和CT检查，结果发现没有问题，这究竟是怎么回事呢？

他们把照片发给我看，我请教了皮肤科的医生，原来他们所说的"红痣"叫作樱桃状血管瘤，是局部血管增生引起的，并不是肝病的标志。樱桃状血管瘤是最常见的血管瘤，发病与年龄有关系，随着年龄的增长，血管瘤的数目开始增多，因此也被称为老年性血管瘤，民间俗称为"红痣"。"红痣"可以发生于皮肤各处，以躯干部多见，罕见于手、足、面部，大部分患者有多个"红痣"。

"红痣"就像老年斑一样，是一种正常的生理现象，与肝病没有任何关系。"红痣"不会恶变，对身体也没有危害，不需要做治疗。如果有人觉得"红痣"影响美观，可以选择激光、冷冻等方法治疗。

乙肝患者身体表面也可能出现一些红色的表征，一种叫作蜘蛛痣，一种叫作肝掌。

蜘蛛痣状如蜘蛛，痣有一个中心点，凸起于皮肤表面，中心点周围有一些辐射状的小血管，类似于蜘蛛的足。压迫中心点之后，蜘蛛痣会消失。蜘蛛痣是由毛细血管扩张，皮肤的末段小动脉扩张产生的。蜘蛛痣好发于面部、上胸部、肩背部。常见于肝硬化、慢性肝炎的患者，但也可以见于健康人，例如小孩、孕妇。

蜘蛛痣的形成与雌激素水平增高有关。人体内的雌激素主要在肝脏进行灭活，当出现肝病，例如急慢性感染、肝硬化、肝癌等疾病，肝功能受损的时候，体内雌激素灭活减少，导致雌激素水平升高，雌激素就会引起小动脉毛细血管扩张。所以如果出现蜘蛛痣，一定要提高警惕，应当去医院进一步检查。

需要指出的是，孕妇也会出现雌激素水平上升的情况，有研究显示，部分健康人也会出现蜘蛛痣。

肝掌指手掌的大拇指和小指根部的大小鱼际处皮肤出现

充血、发红现象，或有红色的斑点、斑块，用力加压之后会变成苍白色。肝掌形成的原因与蜘蛛痣是一样的，也是因为肝脏对雌激素的灭活能力减弱，导致末梢血管扩张。

肝掌也常见于急慢性肝炎、肝硬化、酒精肝、肝癌等肝病患者，但也有少部分的健康人出现肝掌的症状，对此需要进行鉴别诊断。

所以，如果皮肤出现了"红痣"，千万不要紧张，樱桃状血管瘤是一种良性病，与肝病没有任何关系，也不需要治疗。而如果出现肝掌或蜘蛛痣，则需要引起重视，这可能是慢性肝病或肝功能受损的表现，需要去医院做相关检查进一步确定。

🔍 如何看懂
肝功能化验单?

体检的时候都会抽血查肝功能,但对于怎么看肝功能化验单,很多人都是一头雾水。本节就简单讲解一下肝功能的化验单。

抽血查肝功能,主要看以下三个指标。

酶类

肝脏的功能非常强大,脂肪、蛋白质和糖类等营养物质都是在肝脏进行代谢,代谢的过程中需要酶进行催化。所以,肝细胞里有大量的酶类。常用来检测的酶类有谷丙转氨酶(ALT)、谷草转氨酶(AST),还有碱性磷酸酶(ALP)和 γ-谷氨酰转肽酶(γ-GT)。

谷丙转氨酶主要分布于肝脏,其次是骨骼肌、肾脏和心肌等组织；谷草转氨酶主要分布于心肌，其次是肝脏、骨骼肌和肾脏组织中。当肝细胞受损之后，细胞内的谷丙转氨酶和谷草转氨酶就会被释放到外周血中，所以，谷丙转氨酶和谷草转氨酶都会升高。谷丙转氨酶和谷草转氨酶的正常值都小于 40 单位 / 升。

所以，急性病毒性肝炎、慢性肝炎、酒精性肝病、肝硬化、肝内胆汁淤积等情况都会导致谷丙转氨酶和谷草转氨酶升高；得了肝病、心肌梗死时，谷草转氨酶会升高；当患有骨骼系统疾病、肺梗死、肾梗死等时，这两种转氨酶会轻度升高。

碱性磷酸酶和 γ - 谷氨酰转肽酶在肝脏细胞内含量也比较丰富，碱性磷酸酶和 γ - 谷氨酰转肽酶升高，常见于肝内外胆管阻塞性疾病，例如胰头癌、胆管癌、胆管结石、原发性胆汁性肝硬化、肝内胆汁淤积等。急慢性病毒性肝炎、肝硬化也会导致碱性磷酸酶和 γ - 谷氨酰转肽酶升高。

蛋白

肝脏细胞是合成蛋白质的主要场所，人的外周血中，90% 以上的血清总蛋白和全部的白蛋白都是由肝脏合成的。

除了白蛋白，血清中还有一种蛋白，叫作球蛋白，也叫免疫球蛋白或丙种球蛋白，由人体单核 – 吞噬细胞系统合成。球蛋白主要参与我们人体的免疫功能，而球蛋白主要在肝脏被分解。所以，如果肝脏出问题了，例如患了肝炎、肝硬化、肝癌等，会导致血清总蛋白和白蛋白的量下降，球蛋白反而增加，白蛋白与球蛋白的比例（A/G）就会下降，甚至倒置。

胆红素

胆红素主要来自衰老的红细胞，红细胞死亡后，会释放胆红素，这种胆红素被称为游离胆红素或非结合胆红素。非结合胆红素不能透过生物膜，也不能从肾脏排泄出去。非结合胆红素被血液带到肝脏，然后被肝脏加工，变成了结合胆红素（DBil）。结合胆红素可以透过生物膜被肝脏细胞排泄出去，进入胆管，储存在胆囊里面。结合胆红素是胆汁的成分之一。

我们在进食的时候，胆囊会释放胆汁，胆汁中的胆红素会进入肠道，大部分通过粪便排出，小部分被重新吸收，然后通过尿液排出。所以，大便和小便的颜色都是偏黄的。

抽血化验肝功能的时候，胆红素有三个指标，分别是总胆红素（TBil）、结合胆红素和非结合胆红素。通常有三种情况会引起胆红素升高，分别是胆红素产生过多，例如发生了溶血，就会释放大量的胆红素进入血液；肝细胞受损，肝脏代谢胆红素的能力变弱，例如肝炎、肝硬化、脂肪肝等；胆汁排出受阻，胆红素在体内堆积，例如胆管结石、胰腺癌、胆管癌等。所以，胆红素如果升高，不一定是肝脏的问题，需要鉴别诊断：

第一，肝脏有问题。当肝脏受损伤之后，例如肝炎、肝硬化、肝癌等，血液中的总胆红素升高，结合胆红素和非结合胆红素也都会升高。

第二，胆管有梗阻。如果是胆道梗阻，例如胰腺癌、胆管癌、胆管结石等，血中总胆红素升高，结合胆红素显著升高。

第三，胆红素产生过多。如果发生了溶血，大量的非结合胆红素释放入血液中，导致非结合胆红素显著升高，而结合胆红素轻度升高。

体内的胆红素升高，会导致我们身体皮肤和黏膜黄染，我们称之为黄疸。

以上是抽血查肝功能的三个主要指标，除了这三个指标，肝功能检查还涉及凝血功能、血氨、血脂、乳酸脱氢酶等，如果大家在体检时发现自己的肝功能指标异常，一定要找专业医生就诊，明确肝功能异常的原因，这样才能对症治疗。

🔍 做CT会导致癌症吗？

有人说，做一次 CT 的辐射等于拍 400 次胸片，所以没事千万不要做 CT，这种说法对吗？

这种说法是不对的。无论是做 CT 还是拍胸片，基本媒介都是一样的——X 射线，只不过它们成像的方式略有不同。拍胸片的时候，X 光直接照射，将拍摄部位拍成一张一维的图像。就像把一个土豆拍扁了，然后给它拍一张照片。

CT 则相当于"横切"，就像把土豆切片，让其横断面成像，而且 CT 的层与层之间非常薄，甚至达到 1 毫米，所以 CT 查看的结果会更加准确。而且它是二维的图像，从中可以发现一些非常细微的病变，比如 2 毫米、3 毫米的病变，再通过一些后期技术处理，可以将二维图像重建成三维图像，所以 CT 比普通的 X 光更加清楚。

要想发现早期的肺癌，只拍 X 光的话基本上不能做到。

而做肺部 CT 就可以发现早期的肺癌，通过肺部 CT 可以发现 3 毫米、4 毫米这样非常微小的结节。相对来说，CT 的优势更明显。

提到辐射，还应根据不同的 CT 进行判断，不同的 CT 会有一定的差别。辐射的单位是毫西弗，写作 mSv。普通的胸片的辐射剂量大约是 0.1 毫西弗，CT 的话则大概在 2 ～ 15 毫西弗之间。针对不同部位的检查 CT 辐射剂量会有一定的差别，如果是做强化 CT 的话，辐射剂量会更高一点。

一般来说，做一次 CT 的辐射剂量是拍一次胸片的很多倍，当然也有低剂量 CT，低剂量 CT 的辐射剂量只有普通 CT 的四分之一到三分之一之间，相对来说更加安全。

那么，接受多少辐射剂量是安全的呢？我国规定放射人员每年接受的放射剂量不能超过 50 毫西弗，连续 5 年不能超过 100 毫西弗。因此偶尔做一次 CT 是安全的，每年做 1 ～ 2 次 CT 也是相对安全的，辐射剂量没有达到限定的标准。

其实，人类生活在地球上，每时每刻都受到电离辐射。在地球上生活，即使平时不接触放射性物质，人每年受到的辐射剂量大概为 1 ～ 2 毫西弗。乘飞机旅行 2000 千米受到的辐射剂量大概是 0.1 毫西弗，这与拍一次胸片的剂量差不多。另外，香烟里也含有放射性元素，如果每天抽 20 支烟，那么抽烟者一年受到的辐射剂量大概是 0.5 ～ 1 毫西弗，大概相当于拍 10 次胸片或拍一个平扫的 CT 的辐射量。因此大家要正确看待辐射，它是无处不在的，只要辐射的剂量不超标，人就是比较安全的。

所以，CT 检查要根据病情来看，如果确实需要做 CT，就必须做。如果没有必要，就尽量不做 CT 检查，因为它的辐射剂量确实会比普通的 X 线高得多。此外，还有一些可替代的检查手段，比如 B 超、核磁共振，这两种检查没有辐射，更安全。

🔍 幽门螺杆菌
是一类致癌物

我们经常听到幽门螺杆菌，并知道它是一类致癌物，与胃癌有密切的关系，但究竟什么是幽门螺杆菌，它有什么危害，要如何防治呢？曾医生来给大家科普一下。

幽门螺杆菌是如何感染人类的？

幽门螺杆菌主要通过粪口途径和口口途径感染人类。其中，口口途径比较容易理解，那么，粪口途径是什么意思呢？幽门螺杆菌感染的患者排出的粪便中也有幽门螺杆菌，如果粪便污染了水源，健康人饮用了含幽门螺杆菌的水就会被传染。如果患者上完厕所之后，手没有洗干净，他的手上就可能携带幽门螺杆菌，如果他再用手触摸水果、蔬菜等食物，那么食物就可能受到污染，其他人吃了这些水果，就可能被感染。这就是粪口途径。

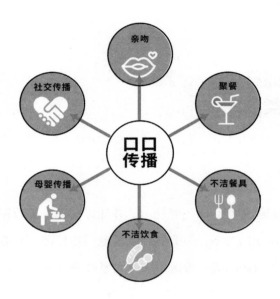

　　幽门螺杆菌感染者的口腔中也可能存在细菌，一起吃饭、接吻，使用不洁餐具等都有可能传染幽门螺杆菌。特别是大人用嘴将食物嚼碎了再喂给孩子，就很容易将幽门螺杆菌传给孩子。感染者的筷子上也可能含有细菌，吃饭的时候，如果没有分餐或使用公筷，一起吃饭的人也有可能被感染。

　　感染了幽门螺杆菌会有什么不适吗？大部分人没有不适，但是胃炎患者或胃溃疡患者会出现不舒服，例如上腹部疼痛或不适，没吃多少食物就出现饱腹感，恶心或呕吐，反酸或烧心，大便颜色变深或变成黑色，疲倦感加重，口臭，等等。

怎样诊断幽门螺杆菌感染？

第一个办法是呼气试验。

这是最常用的检查办法，通过呼气的方式就可以确定是否感染幽门螺杆菌。这个方法在第一章已有涉及，在此不再赘述。

第二个办法是胃镜检查。

做胃镜的时候，取一小块胃黏膜组织化验，也可以确诊幽门螺杆菌，但幽门螺杆菌并不是均匀地分布在整个胃里，如果取的胃黏膜组织正好没有幽门螺杆菌，就可能出现漏诊。

第三个办法是抽血化验。

抽血可以查抗体，如果感染了幽门螺杆菌，抗体是阳性的。但抗体既不能杀灭幽门螺杆菌，也无法区分患者是不是正在感染幽门螺杆菌。如果你正在感染幽门螺杆菌或曾经感染幽门螺杆菌但现在已经治愈了，抗体也可能呈阳性，因此是没有办法准确区分的。

第四个办法是化验大便。

检测大便中是否含有幽门螺杆菌的抗原，如果有的话，也可以确诊。

目前，临床上比较常用的办法是呼气试验和胃镜检查，如果患者不能配合，那么化验大便也是一个选择。

什么人需要治疗？

不建议 14 岁以下的人进行常规检测幽门螺杆菌，因为与成人相比，青少年或儿童感染后发生严重疾病的概率更低；可选择的药物种类少，对药物不良反应耐受力低；根除后的再感染率高。

如果儿童出现消化性溃疡，在排除其他原因（顽固性缺铁性贫血和慢性免疫性血小板减少性紫癜）之后，才考虑幽门螺杆菌检测并进行治疗。所以，如果儿童要治疗幽门螺杆菌感染，一定要非常谨慎，务必要咨询正规医院的医生。

而给成年人的建议则不同，成年人只要没有药物的禁忌证，就推荐根治，特别是消化性溃疡和胃淋巴瘤的患者。

推荐使用四联疗法根治幽门螺杆菌，采用四种药物：一种质子泵抑制剂，抑制胃酸分泌，促进溃疡愈合；一种铋剂，可以保护胃黏膜；两种抗生素，两种抗生素杀灭幽门螺杆菌。疗程为 14 天，即需要连续服药 14 天。根据目前的数据，对于第一次治疗的患者，幽门螺杆菌的根治率可以达到 80% ～ 90%。

千万不要随便停药

如果你去正规医院就诊，医生给你开了药，在服药的过程中，假如出现了一些副作用，例如口苦、恶心、呕吐、食欲不振，甚至还有皮疹、失眠、头痛、大便发黑、便秘等症状，也不能随便停药。

大部分副作用都不严重，一般来说，停药后可很快恢复，所以千万不要自己随便停药，如果吃几天就停药，这样不仅不能完全杀灭细菌，还可能导致耐药性，使治疗失败，下次再想治疗就更难了。如果出现比较严重的副作用，一定要咨询医生，千万不要随便停药！

吃完药之后，至少间隔一个月，之后去复查。复查时也首选呼气试验，如果呼气试验结果呈阴性，那么恭喜你，你已经痊愈了。

但是，大家还要注意，痊愈之后，人对幽门螺杆菌并没有持续的免疫力，还有再次感染的可能，发生再次感染的概率在 5% 左右，所以日常生活中还是要注意饮食卫生。

🔍 结节、息肉、囊肿、增生，哪种是癌症的先兆？

大家去体检的时候，尤其在做彩超检查时，经常会听医生说到甲状腺结节、乳腺囊肿、前列腺增生等名词，那么这些词都是什么意思？哪种会癌变呢？这都是大家比较关心的话题。

其实，结节、息肉、囊肿、增生都是常用的医学名词，它们是什么意思？会不会导致癌症？那么，本小节就逐一解释。

结节

结节是新生肿物的统称，结节包括良性的和恶性的。

常见的结节有甲状腺结节、肺结节、肝脏结节、乳腺结节、皮下结节等。如何判断结节是良性的还是恶性的呢？如果是体表的结节，例如甲状腺、乳腺、皮下结节，通过用手触摸就有可能做出初步的诊断：恶性结节的表现为质地坚硬，活动度差，边界不清，不伴有触痛。

除了查体，辅助检查是更可靠的手段，常用的手段有彩超、CT、核磁共振。彩超是诊断乳腺结节、甲状腺结节、皮下结节的首选方式；肺部结节首选 CT 检查；肝脏结节首选彩超或 CT。如果彩超提示结节有可能是恶性的，就需要进一步做检查，例如穿刺活检或手术切除活检；如果结节是良性的，就需要定期复查。

息肉

息肉指的是人体组织表面长出的赘生物，一般来说，生长在人体黏膜表面的赘生物统称为息肉。常见的息肉有肠息肉、胃息肉、鼻息肉、宫颈息肉、声带息肉等。息肉也有很多类型，例如炎性息肉、增生性息肉、幼年性息肉、错构瘤性息肉、腺瘤性息肉等。息肉有可能恶变，胃息肉和肠息肉就有可能发展为恶性肿瘤，如果发现了胃息肉、肠息肉，应该尽早切掉，防止其恶变。

囊肿

囊肿是良性的，囊肿中其实是液体，其外表有一个完整的包膜，常见的囊肿有肝囊肿、肾囊肿、乳腺囊肿、甲状腺囊肿。囊肿的原因不明，可能与遗传因素、外伤有关系。绝大部分常见的囊肿并不会恶变为肿瘤，绝大部分囊肿也都不需要手术治疗，只要定期复查即可。但是，如果囊肿不断变大，出现肚子疼，压迫周围组织和器官等症状，就需要去医院治疗。常见的治疗手段包括囊肿穿刺抽液、囊肿开窗引流或囊肿切除术。

增生

增生也属于良性的，指的是细胞有丝分裂活跃，导致组织或器官内细胞数目增多的现象。换句话说，增生就是组织里的细胞增多，体积增大的现象。常见的增生有乳腺增生、前列腺增生、骨质增生、瘢痕增生等。绝大部分增生不会转变为癌症，以乳腺增生为例，大部分年轻女孩都有不同程度的乳腺增生，只有少部分人会出现不典型增生，最终转变为癌症。

🔍 20年长成20千克重的 巨型脂肪瘤

脂肪瘤是一种良性病，发病率很高，那么，到底需不需要手术切除？它会不会恶变？先来看一个案例：这是一位90岁的患者，他腿上长的脂肪瘤已经超过20年了，在这几十年的时间里，脂肪瘤越长越大，但因为没有明显的不适，便没有做处理。

最近，他实在受不了了。随着年龄的增长，体力下降，他现在已经无法带着这么大的脂肪瘤行走了，所以他求助医生，要求手术切除。

之后，重达20千克的肿瘤被完整切除，术后，患者如释重负，甚至感觉找回了年轻时候的状态。

从这个例子中可以知道，在大多数情况下，皮下的脂肪瘤对身体没有什么危害。大家的担忧不外乎以下几个方面。

第一，脂肪瘤会不会越长越大？

　　脂肪瘤是有可能越长越大的，但大部分脂肪瘤都生长缓慢或不生长，像上文中患者的脂肪瘤长到 20 千克的实属罕见。

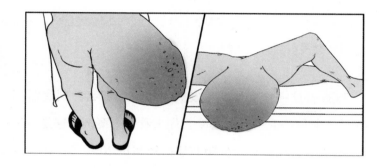

　　第二，脂肪瘤会不会癌变？

　　理论上是有这种可能的，皮下脂肪瘤有可能转变为脂肪肉瘤，但这只是理论上。在临床上，到目前为止，我从来没见过皮下脂肪肉瘤的案例，在我看来，它的发生率是极低的。

　　第三，脂肪瘤对生活有没有影响？

　　大部分的脂肪瘤对生活没有影响，有少部分脂肪瘤会使患者出现疼痛、异物感或者是长在特殊的部位影响美观，甚至影响生活。

　　第四，脂肪瘤只能做手术吗？

目前来说，手术是治疗脂肪瘤的普遍手段。脂肪瘤切除手术本身是一个小手术，术后的并发症（血肿、感染等）发生率也很低，但是术后会留下疤痕。

第五，脂肪瘤切除后容易复发吗？

脂肪瘤被彻底切除之后，复发概率极低，只要完整切除，基本上不会复发。

得了脂肪瘤，应该怎么办？

第一，饮食上要注意吗？

脂肪瘤的发病原因尚不明确，可能与遗传有一定关系，与饮食没有直接关系，只要健康饮食即可，没有特别需要忌口的。

第二，脂肪瘤是不是多发于肥胖人士？减肥有用吗？

脂肪瘤的发生与胖瘦没有关系，减肥也不能让脂肪瘤消下去。

第三，什么时候需要手术治疗？

如果不影响工作和生活，则不需要手术治疗。如果出现不适或自己觉得影响美观，也可以考虑手术切除。假如脂肪瘤在短时间内增大，则怀疑有恶变的可能，请患者去正规医院进行治疗。

第四，手术该怎么做？

大部分脂肪瘤只需要局部麻醉即可，医生在门诊手术室就可以完成手术，患者不需要住院，做完手术即可回家。如果是巨大的脂肪瘤，可能需要半身麻醉或全身麻醉，并住院进行手术。

第五，多发性脂肪瘤能不能手术？

一般不建议多发性脂肪瘤患者进行手术，或者说，不建议全部切除。有些患者有几十个甚至上百个脂肪瘤，一次手术恐怕很难切除干净，如果全部切除，那患者身上可能到处都是手术瘢痕。因此，比较大、影响美观、出现症状的那几个脂肪瘤可以考虑切除。

简单总结一下，脂肪瘤是一种良性肿瘤，大部分对人的生活没有影响，也不需要治疗，定期检查即可，如果想要治疗，手术切除是主要的手段。

🔍 肠镜检查前如何清肠？

　　有的人以为清肠就是喝泻药，而且，清肠只是通俗的说法，在医学上，清肠叫作肠道准备，除了喝泻药之外，还有其他很多注意事项。今天我们就来聊一聊，为什么要做肠道准备，以及怎么做肠道准备，这对要做肠镜或大肠手术的患者有一定的帮助。

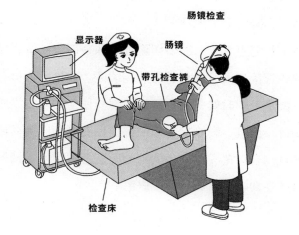

肠镜检查

显示器　　肠镜

带孔检查裤

检查床

什么是肠道准备?

肠道准备就是通过各种方法将大肠里的粪便和食物残渣尽可能地全部排出体外,这样做有几个好处。

第一,有利于发现病变。

做肠镜检查是通过一根带有摄像头的管子,从肛门伸到肠管里,摄像头拍摄到的信息会实时传送到显示器,这样医生就可以发现肠管里有没有病变。如果肠腔里的粪便和食物残渣没有排干净,粪便覆盖在肠黏膜的表面,就会掩盖病变,导致一些小的息肉、肿物、炎症病灶等被遮挡,由此可能造成漏诊。

如果肠道里有大量的粪便还有可能堵塞肠管,肠镜无法继续往里进镜,严重影响检查结果。

第二,避免手术污染。

做结肠癌手术时,需要切除肿瘤和一部分肠管,然后把剩下的肠管接起来,恢复肠道的连续性。如果肠道里有很多粪便,做手术的时候,就有可能出现粪便泄漏,污染腹腔和手术切口。而且,肠管接起来的部位也有可能因为粪便的污染而导致吻合口瘘。因此,大部分医院都建议术前清肠以降低切口感染和吻合口瘘的发生概率。

也会有因为肿瘤造成肠梗阻、肠破裂等情况，导致患者无法进行肠道准备，如果进行手术的话，术后非常容易出现伤口感染、腹腔感染等并发症。

怎么做肠道准备？

第一，饮食方面有哪些注意事项？

在做肠镜检查的前一天，建议进行流质饮食。有一些医院要求更严格，在检查前的 2～5 天就进行低渣饮食。在检查前的 6～8 小时，不能进食固体食物，检查前的 2 小时，不能饮用任何液体。如果是做手术，建议术前 6～8 小时完全禁食水。

低渣饮食指的是纤维素含量低的食物，它在进入人体后，大部分被消化吸收了，不容易形成食物残渣和大便。低渣食物包括米饭、面包、面条、瘦肉、鱼肉、鸡蛋，过滤后的蔬菜汁和果汁。

流质食物是指呈液体状态的食物，是在口腔内能融化为液体的无刺激性的食物，它比半流质饮食更易于吞咽和消化。包括水、清汤、咖啡、茶、果汁、米汤等。

如果是营养不良的患者或老年人，还可以选用专门的低渣营养制品，例如安素、肠内营养乳剂等。

肠镜前 2 天，以下这些食物最好别吃。

①食用纤维素含量较高的食物。其中包括大部分蔬菜、水果、全谷类。例如苹果、枣、黑莓、杜果、橙子、梨、芹菜、竹笋、菜梗、米糠、糙米、麦麸、燕麦、玉米、番薯、芋头、全麦制品等。

②产气的食物。因为产气的食物会引起腹胀，喝泻药后，可能会加重腹胀的症状，也不建议食用。产气的食物包括牛奶、豆浆等豆制品，以及碳酸饮料、洋葱、土豆、小麦、卷心菜等，乳糖不耐受的患者不要摄入乳糖。

③带籽儿的水果。因为胃肠道一般都无法消化吸收果实的籽儿，例如西瓜、火龙果、香瓜、黄瓜、葡萄等，做肠镜的时候，这些籽儿会影响观察。

④高脂食物。因为这些食物不容易被胃消化吸收。高脂食物包括油炸食物、烧烤、动物内脏等，例如炸鸡、煎鸡蛋、烤肉等。

⑤红色的液体。因为在结肠中红色的液体会被认为是血液，并且与肠黏膜颜色相近，影响医生观察有无细微病变，所以应该避免饮用。

第二，药物是否需要停用？

大多数药物可以一直持续服用到肠镜检查的当天，以一小口水来服用即可。但有些药物需要调整，例如胰岛素、口服降血糖药等。铁剂会使残留的粪便变黑、黏稠，难以清除，所以肠镜检查前 5 天，要停用铁剂。

而关于抗血小板药和抗凝药物是否需要停用，则需要权衡出血的风险和血栓发生的风险，进行综合评估。常见的药物包括阿司匹林、华法林、低分子肝素、氯吡格雷等，如果患者正在服用这些药物，一定要提前告诉医生，让医生来评估是否需要停药，停多长时间。

第三，关于泻药。

除了要在饮食方面注意，肠镜检查或手术前，最重要的是口服泻药，以便将体内残留的粪便排出体外。常用的泻药有复方聚乙二醇电解质散、甘露醇、番泻叶、硫酸镁、乳果糖等。

在国内，复方聚乙二醇电解质散是肠道准备的首选药物，聚乙二醇和水分子结合形成稳定的氢键，进入肠道之后，使肠道的内容物的水分不会被结肠过分吸收，从而起到润滑肠道、软化粪便、促进结肠蠕动的作用。

什么时候开始喝泻药？

如果是早上做肠镜检查或手术，就在前一天的下午开始喝。有的医生会建议晚上喝完所有的泻药，有的医生则建议分次服用，晚上喝完大部分泻药，第二天早上再喝一部分泻药，而不是在检查前一夜喝完全部剂量的泻药。

如果是下午做肠镜，可以在前一天下午或当天早上喝泻药，遵医嘱即可。

在服用泻药前 3 ～ 4 小时至检查和手术的时间段内，患者不得进食固体食物。

喝泻药的速度是怎样的？

一小时喝水 1 升左右，要喝水 3 ～ 4 升，喝完泻药需要3 ～ 4 小时，所以泻药喝完后，排便还需约 1 个小时，所以至少要在肠镜检查前 5 个小时开始喝泻药。

多数情况下，患者在喝药约 1 升后开始排便，当服用约1 升后仍未排便时，在确认没有呕吐、腹痛之后才可以重新喝药，并密切观察，直至排便。

什么时候停止喝泻药？医生可能会给你开 3 ～ 4 盒泻药，

不过，患者不需要都喝完，只要排出的大便是黄色透明的无渣水样便就可以了。

泻药难喝怎么办？

部分患者发现结肠镜检查的泻药味道不佳，难以下咽。那么，采取这些措施可能更易服用：少量分次服用；将液体放入冰箱，冰镇后服用；用吸管饮用；加入澄清的无糖增味粉或柠檬汁服用；在开始肠道准备前口服甲氧氯普胺 5 ～ 10 毫克，以防止恶心。

其他注意事项

喝完泻药之后就不能进食固体食物了。肠镜检查前 2 小时之内禁食水，手术之前需要禁食水 6 ～ 8 小时。

如果患者在肠道准备的过程中出现头晕、心慌、手抖等低血糖的症状，建议服用无色的糖块。检查之前，患者需要自备无色糖块，特别是糖尿病患者和年老体弱的患者。

在肠道准备的过程中，患者有可能会出现轻度的腹胀、恶心、腹痛、嗳气，还有可能出现呕吐、头晕、疲乏、头疼、冷感等不适，有极少部分患者会出现眩晕、发冷、荨麻疹、呼吸困难、颜面浮肿，甚至休克等过敏症状。

如果是在家中服用泻药，要注意以下几点。

1. 避免一个人在家服用，以免出现不良反应时无人求助。

2. 开始饮用泻药时，应慢慢服用，注意是否出现过敏症状。如果出现比较严重的恶心、呕吐、腹痛等症状，以及休克、过敏样症状等不良反应，应该停止服药，立即接受治疗。

3. 对于用胰岛素、口服降血糖药控制血糖的患者，应避免在检查前一日服用泻药，应在检查当天，边充分观察边服药，同时要密切观察其有无低血糖的症状。

4. 当服药约 1 升后仍未排便时，在确认没有呕吐、腹痛之后才可以重新服药，并密切观察，直至排便。

5. 多数情况下在服药约 1 升后会开始排便，此间患者活动应方便如厕，服药应持续到排出液几乎变为透明为止。应以 4 升为上限，有时给药结束后也可排便数次。

6. 服药 1 小时后，肠道运动加快，排便前患者可能感到腹胀。如出现严重腹胀或不适，可放慢服用速度或暂停服用，待症状消除后再继续服用直至排出水样清便。

医生在做肠镜的时候，通常会描述肠道准备的情况，目前最常用的评价指标为波士顿大学医学中心的"Boston 肠道

准备量表",其评分为 0 ～ 3 分,评分情况大致如下:

0 分:结肠尚未准备好,因有不能清除的固体粪便而不能看见黏膜。

1 分:能看到结肠段的部分黏膜,但结肠段的其他区域因其他颜色的物质、残留粪便或不透明液体而看得不太清楚。

2 分:结肠内有少量残余的其他颜色物质、小块粪便或不透明液体,但结肠段大部分黏膜均显示清楚。

3 分:结肠段整个黏膜均显示清楚,无残余的其他颜色物质、小块粪便或不透明液体。

🔍 手术切口那么大，
为什么不会大出血？

经常有患者跟我说，我很容易出血的，切菜的时候被菜刀划开一个小口子，就会出很多血，而且不容易止血，你们外科医生做手术的时候，在患者身上划开那么大的口子，会不会导致患者大出血呢？你们是怎么止血的？

做手术基本都会出血，只不过是出血多少的问题。大部分手术出血量不会很多，不需要输血，因为医生有很多办法来止血。

科学地选择切口

做手术之前，医生会根据病变的部位、大小，以及患者的病情，选择合适的切口部位和长度，切口要尽可能避开重要的神经和血管，同时要尽量符合美观的要求。

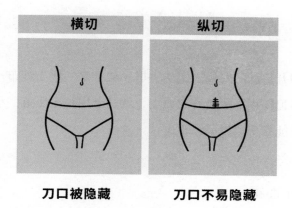

切口避开大的血管就能达到减少出血量的目的，另外，切开皮肤的时候，要一层一层地慢慢切开，每切开一层，都要彻底止血，不会一次性地把皮肤和肌肉层全切开，否则就会出血多。

在麻药里加肾上腺素

做局部麻醉手术的时候，需要在切口周围注射麻药，医生可能会在麻药中加入肾上腺素，这样可以收缩血管，也可以减缓麻药的吸收，增加麻药的作用时间，同时也可以减少出血。

压迫止血

切开皮肤的时候，医生手里一般会拿一块小纱布，纱布起到压迫作用，哪里有出血点，就马上用纱布压迫，小的出血点单纯靠压迫就可以止血。

使用止血钳

切开皮肤或组织的时候，助手会拿着纱布或吸引器，发现出血点时，立即吸引或压迫比较大的血管，用止血钳夹闭血管，然后用线结扎血管。

先阻断主要血管

很多器官的血液供应主要来自一根或两根比较重要的血管，做手术的时候，先阻断这一两根大血管就可以显著减少出血量。

例如，做直肠癌手术的时候，先切断肠系膜下动脉和静脉即可防止癌细胞通过血流扩散，还可以显著减少出血量。

使用电刀、超声刀等止血设备

科技改变手术。现在有很多止血的设备，高频电刀就有非常好的止血效果，利用高频电流对组织加热，可以起到切割和止血的作用。所以，做手术的时候，会闻到一股烧焦的味道或烤肉的味道，那是高频电刀的作用。

高频电刀有非常好的止血效果，一些小的血管已经不需要结扎，直接用高频电刀就可以止血，这样可以大大缩短手术时间。

除了高频电刀，还有超声刀、氩气刀、超声吸引刀、血管夹、切割闭合器等多种止血设备。总而言之，外科医生有很多办法来止血，一个好的外科医生不仅手术做得快，病变部位切除得干净，出血量也比较少，这样患者就能恢复得快，更快出院。

🔍 手术之后，
医生怎么天天关心我有没有放屁?

　　早上查房的时候，李主任问患者，今天放屁了吗?

　　患者回答说，放了两个响屁!

　　实习医生把这段话写在患者的病程记录里，上级医生看了病历本之后，对实习医生展开了批评教育，医学文书不能写大白话，要使用书面语，在医学上，放屁叫作排气。

　　手术完了之后，医生查房的时候，会问患者有没有放屁，有没有排气，有没有排便，有时候一天还会问好几次。有些患者做完手术之后也很着急，同一天做的手术，隔壁床的病人都放屁了，为什么自己还没有放屁，肚子已经咕噜咕噜地响了，为什么还不放屁呢?

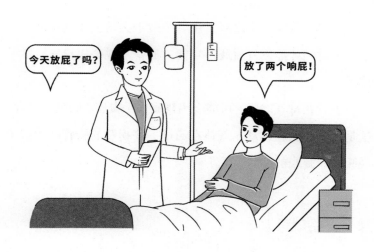

手术麻醉药物会抑制胃肠道功能

　　为什么医生会不厌其烦地问患者到底有没有放屁？如果一个人能够放屁、排便，就说明他的胃肠道是通畅的，是有功能的，进入身体的气体"过五关斩六将"之后，可以从肛门排出。

　　而人在做完手术之后，麻醉药物会抑制胃肠道功能，导致胃肠道不蠕动，因此就不会排气或者排便。做胃肠道手术或者腹部的手术时，术中需要切除部分胃肠道或者牵拉胃肠道，都可能导致胃肠道功能发生短暂的异常。

所以，做完手术之后，患者一般不会马上排气排便，需要几天时间才能恢复胃肠道功能，通常来说会先排气，然后排便。

患者在排气之前，可能会出现腹胀、腹痛、肠鸣等情况，这是因为肠管在蠕动，气体在通过一些拐弯的肠管时，会出现腹痛、腹胀的症状。

排气之后就可以进食了

排气之后，说明胃肠道功能恢复了，那么医生就会让患者开始吃东西，先喝水，然后是米汤、鸡蛋羹、粥、面条、包子、米饭等食物，从流质饮食慢慢过渡到正常饮食。

所以术后患者放不放屁，放屁多不多、响不响都是很关键的，可以通过这些判断人的胃肠道功能恢复得好不好。

医生每天早上查房都会问患者这个问题，患者也不必感到惊讶，如实回答即可。

此外，手术后应该尽早下地活动或者在床上翻身，这样不仅有利于全身的恢复，也有助于胃肠道功能的恢复。

🔍 当麻醉医生问你酒量时，
要不要说实话？

有人问，酒量很好的人是不是不容易被麻醉？需要的麻药剂量会更大？

有一个患者在网上看到了这样的新闻，就偷偷跟我说，曾医生，在给我动手术的时候，麻烦麻醉医生多打一点麻药。我酒量很好，一次可以喝两斤白酒。

我说，你到了手术室之后自己跟麻醉科医生说吧。

到了手术室之后，他就如实地跟麻醉医生说，医生，我酒量很好，一定要多给我来点麻药，别让我疼醒了。

那么，这位患者的顾虑对吗？酒量越好的人越不容易被麻醉，有一定道理吗？

如果是做全身麻醉手术，可能会有一定的道理。

我咨询了一些麻醉科医生，他们表示，虽然没有人做过这方面的研究，但是在临床当中确实观察到有一些酒量好的人对麻药的代谢能力比较强，其肝脏里的酶活性可能比较高。比如在用静脉麻醉药的时候，这些药主要是通过肝脏解毒代谢的，那么这些人的麻药的代谢速度就会比较快，所以用量可能需要多一些。但这只是麻醉科医生自身的经验，这个问题还没有明确的科学定论。

当然，麻药代谢与很多的因素有关，这只是其中的一个方面。假如你经常喝酒，而且喝得很多，甚至肝脏已经受到了损害，这时，麻药的代谢速度反而可能会变慢，如果还多打一些麻药的话，对你来说会有一定的风险。

最后告诫大家，喝酒要适量，最好不要饮酒。如果你的酒量很好，做手术之前可以告诉麻醉医生。

🔍 手把手教你看懂血常规

　　化验血常规是最常用的化验手段之一，抽取外周静脉血，费用大概是二十几元，半个小时左右就能出结果。

　　在讲解血常规的结果之前，先讲解一下怎么看化验单。每个医院的化验单虽略有不同，但大同小异，下图的化验单就是我所在医院的血常规化验单。总共有6列，第1列是序号，有22项；第2列是项目名称，血常规包括白细胞、红细胞、血小板计数、血红蛋白等项目；第3列是测试结果，每一行都有具体数值；第4列是数值的单位；第5列是参考区间，只要测试结果的数值在这个参考区间范围内，就是正常的；最后一列是提示，这一列可以帮你快速判断化验结果是否异常，如果有异常，提示一栏中会有箭头表示，如果数值偏高，用向上的箭头表示，如果数值偏低，则用向下的箭头表示。这张化验单的提示一列，每一栏都没有箭头，这说明其指标全部正常。

序号	项目名称	测试结果	单位	参考区间	提示
1	★白细胞(WBC)	5.91	*10^9/L	3.5--9.5	
2	中性粒细胞%(NE%)	52.0	%	40--75	
3	淋巴细胞%(LY%)	34.5	%	20--50	
4	单核细胞%(MO%)	5.6	%	3--10	
5	嗜酸性粒细胞%(EO%)	7.1	%	0.4--8	
6	嗜碱性粒细胞%(BA%)	0.8	%	0--1	
7	中性粒细胞(NE#)	3.07	*10^9/L	1.8--6.3	
8	淋巴细胞(LY#)	2.04	*10^9/L	1.1--3.2	
9	单核细胞(MO#)	0.33	*10^9/L	0.1--0.6	
10	嗜酸性粒细胞(EO#)	0.42	*10^9/L	0.02--0.52	
11	嗜碱性粒细胞(BA#)	0.05	*10^9/L	0.0--0.06	
12	★红细胞(RBC)	5.63	*10^12/L	4.3--5.8	
13	★血红蛋白(HGB)	160.00	g/L	130--175	
14	★红细胞压积(HCT)	48.40	%	40--50	
15	平均红细胞体积(MCV)	86.0	fl	82--100	
16	平均红细胞血红蛋白含量(MCH)	28.40	pg	27--34	
17	平均红细胞血红蛋白浓度(MCHC)	331.00	g/L	316--354	
18	红细胞分布宽度-CV(RDW-CV)	12.3	%	10.0-15.0	
19	★血小板(PLT)	191	*10^9/L	125--350	
20	血小板分布宽度(PDW)	10.5	fl	9.0-18.1	
21	血小板平均体积(MPV)	9.8	fl	9.4-13.5	
22	大血小板比率(P-LCR)	23.0	%	13.0-43.0	

那么，血常规查的到底是什么呢？血常规主要看三个指标，分别是血红蛋白、白细胞和血小板。以下分别讲解这三个指标有什么临床意义。

血红蛋白

血红蛋白的数值或红细胞数量代表是否贫血，按照教科书上，血红蛋白［单位是克/升（g/L）］的参考值为成年男性：120～160；成年女性：110～150。如果男性的血红蛋白值低于120，女性的血红蛋白值低于110，则说明贫血。但是，每个医院的参考范围会有所不同,这与测量使用的试剂、机器有关,从上图的血常规化验单可以看出,我所在医院的男性血红蛋白参考值为 130 ～ 175,只要在这个范围内,就是正常的。

引起贫血的原因相当多,需要进一步检查。贫血大致可分为三类:第一类是骨髓造血功能异常,例如白血病、多发性骨髓瘤、骨髓异常增生综合征;第二类是血液丢失过多,例如溶血、开放性损伤、月经失血、痔疮、肠癌便血等;第三类是造血原料缺乏,例如缺铁性贫血、叶酸缺乏引起的贫血。如果诊断为贫血,就要去医院的血液科做一系列的检查,明确贫血的病因,再根据病因选择合适的治疗方案。

白细胞

白细胞是一大类细胞,包括有粒白细胞和无粒白细胞。有粒白细胞包括中性粒细胞、嗜酸性粒细胞、嗜碱性粒细胞,无粒白细胞包括单核细胞和淋巴细胞。白细胞的作用是抵抗外来物质的侵害,消灭细菌、寄生虫等感染微生物,消灭体内衰老的细胞,清除坏死组织。每升白细胞的正常值为 $(4.0 ～ 10.0) \times 10^9$,白细胞的数值升高,特别是中性粒细胞的数量增加，常见于细菌感染、身体应激反应、创伤等。白细胞的数值下降，常见于病毒感染、放化疗的副作用、骨髓造血功能异常等。嗜酸性粒细胞增加，常见于过敏反应、寄生虫感染。

血小板

血小板参与身体的止血和凝血过程，每升血小板的正常值为（100 ～ 300）× 10^9，如果血小板数值下降，患者的凝血时间延长，刷牙、外伤等情况时容易导致出血，而且不容易止血。

血小板减少可见于再生障碍性贫血、白血病、肝硬化、脾功能亢进，以及放化疗后的原发性血小板减少性紫癜等。

血小板增多常见于骨髓增生性疾病，如慢性粒细胞白血病、真性红细胞增多症、原发性血小板增多症、脾脏切除术后等。血小板轻度增多，人体不会出现明显的症状。如果血小板显著增多，则会导致血栓，甚至出血，需要尽早治疗。

红细胞、白细胞、血小板是血液的三个主要成分，血常规可以反映身体的一些疾病和生理状况，本节仅简单介绍血常规中以上几个指标以供普通大众参考。

🔍 便血时，
如何判断是得了痔疮还是直肠癌？

经常有朋友问：我早上大便，发现里面有血，是不是得了直肠癌？

痔疮和直肠癌都可能表现为便血，两者的症状高度重合，非常容易出现漏诊或误诊，那么，如何鉴别是痔疮还是直肠癌呢？

痔疮，还是直肠癌？

痔疮本身是一种良性病，是直肠肛门周围的静脉曲张，形成扩张迂曲的静脉团，一般来说不会恶变。如果发生在直肠内，那就是内痔；如果发生在直肠外，那就是外痔；如果内痔和外痔都有，那就是混合痔。

而直肠癌的病因是直肠黏膜上皮细胞发生恶变，变成了肿瘤细胞。直肠癌是一种恶性疾病，癌细胞可能发生转移，侵犯全身各个脏器。如果治疗不及时，直肠癌可能会危及生命。所以，直肠癌需要早发现早治疗，而且要与痔疮相区别。

痔疮和直肠癌怎么鉴别？

鉴别要点	直肠癌	痔疮
发病年龄	多发生于40岁以上的中老年人，但发病有年轻化趋势，40岁以下患者不少见	可发生于任何年龄段，青年人、孕妇常见
便血特点	属于"主动"出血，陈旧性出血；血液颜色多为暗红；大便常混有血液、黏液或者脓液	属于"被动"出血；血液颜色鲜红，无黏液；常表现为便后出血，与粪便一般不混合，擦手纸上有血
排便习惯	常出现排便习惯改变；主要表现为大便次数增多，有排便不尽感，止泻药效果差；也可表现为便秘或者腹泻与便秘相交替	大便习惯变化不大；痔疮患者常常有慢性便秘史，排便时肛门有异物感、发胀，有时伴有胀痛
直肠指检	可触及质地坚硬的肿块，活动度差，指套上有血染	可扪及质地柔软的静脉团块
其他症状	可出现贫血、食欲减退、体重下降、消瘦、腹痛、腹胀等症状	常伴有肛门疼痛、肛周瘙痒、异物感

两者发病年龄、症状、体征均有不同，通过以上不同点，

医生可鉴别痔疮和直肠癌。有时痔疮可同时合并直肠癌，尤其是直肠上段的直肠癌，距离肛门的位置较远，用手指触不到，则需要结合肠镜的检查。肠镜检查可以观察整个大肠有没有长肿瘤和息肉。

痔疮和直肠癌分别如何治疗？

早期直肠癌以手术治疗为主，应接受手术治疗，极早期的癌症可以局部切除肿瘤，不需要切除肠管。中期的直肠癌需要手术切除肠管，还需要接受放化疗。晚期直肠癌以化疗和靶向治疗为主。

痔疮则以保守治疗为主，没有症状的痔疮不需要治疗；有症状的痔疮以保守治疗为主，例如多吃蔬菜水果，多喝水，保持规律的排便习惯，防止便秘。另外，还可选择坐浴，局部使用栓剂或外用药物等。只有保守治疗效果欠佳，出现内痔脱出无法还纳，血栓性外痔，以及痔疮大出血等严重的情况时才需要手术治疗。

第五章
医生告诉你答案

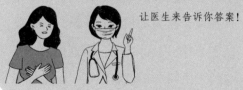

生活中有一些常见和不常见的健康知识问题，

让医生来告诉你答案！

🔍 妈妈患癌，
生产时会传染给孩子吗？

以前经常有朋友问我：一个人得了癌症之后会不会传染给另外一个人？

癌症不是一种传染病，一般是不会引起传染的，但是，最近日本的科学家在顶尖的医学期刊《新英格兰》杂志上面发布了一篇文章，颠覆了大家的认知，他们发现了两个通过母亲传染给孩子的案例。

有两个孩子都被确诊为肺癌，他们的母亲在生完孩子后的第三个月都被诊断为宫颈癌。于是，医生就产生了疑惑，这么小的孩子为什么会得肺癌？而他们的母亲又都被诊断为宫颈癌，这两者之间会不会有联系？医生把母亲的癌细胞和孩子的癌细胞做了基因检测，发现母亲的癌细胞和孩子的癌细胞非常相似，于是又做了很多检查。医生高度怀疑孩子体内的癌细胞是从母亲那里获得的，那么孩子是怎么获得的？

据猜测，可能是在母亲顺产时，婴儿经过产道时，呼吸道中不慎吸入了一些分泌物，这些分泌物中就有癌细胞，于是，癌细胞就停留在婴儿肺里从而引起了癌症。这种情况是非常罕见的。

因为在一般情况下，即使有少量别人的癌细胞进入到人体内，免疫细胞也能够将它们识别出来，这时候免疫系统会把它们消灭掉。但是，母亲和胎儿之间有非常亲密的血缘关系，癌细胞可能通过某些机制逃避了免疫系统的识别，诱导了免疫耐受，因此婴儿体内的免疫细胞没有识别出这些癌细胞并将其消灭掉。

这提醒大家，女性在怀孕之前一定要做一些宫颈癌的筛查，比如 HPV（人乳头瘤病毒）检测、宫颈细胞学的检测等。如果在怀孕期间检查出来有宫颈癌变，那么分娩时最好不要选择顺产，相对来说，剖宫产比较安全，不让婴儿经过癌变的地方，将癌症传染的概率降到最低。

这是极个别的案例，大家不必恐慌。很多癌症患者都可以产下健康的孩子，平时癌症患者与人接触并不会传播癌症，希望大家不要害怕，更不能歧视癌症患者。

🔍 体检正常，
半年后却被确诊胃癌晚期

　　患者是一位 51 岁的中年男性，半年前，他出现上腹部隐痛、腹胀的症状，便去医院看病。医生听了患者的描述之后，考虑为胃病，建议他做胃镜检查，患者听说胃镜检查很难受，就拒绝了医生的要求。无奈之下，医生只能让他做上消化道造影的检查，但是，上消化道造影的准确性不如胃镜，有一些早期的病变容易漏诊。

　　患者做完上消化道造影检查之后，没有发现问题，医生建议他先吃一点抑制胃酸分泌的药物，如果药物治疗效果不好，建议他再做胃镜检查。

　　吃药几天后，患者的症状时好时坏，于是，家人让他再去医院检查，他不以为意，认为只要注意饮食和休息就可以了。

　　半年后的一天晚上，患者在运动之后，突然头晕，眼前一黑就晕倒了，他被朋友送到医院，检查发现血红蛋白每升只有 60 克，正常男性这个数值应该大于 120，患者存在重度贫血。贫血会导致身体缺氧，出现头晕、乏力、活动后气促，甚至晕倒和休克。

医生还给他化验了大便常规，便潜血试验呈阳性。这次医生和家属都强烈要求他做胃镜检查，以明确出血部位。胃镜结果不容乐观，他的胃里有一个直径达 5 厘米的巨大溃疡，表面糜烂、坏死、出血。

患者贫血就是胃部的溃疡造成的，医生一边给他输血、补液、止血，一边等待病理结果，不出所料，病理结果显示胃低分化腺癌，部分呈现为印戒细胞癌。

CT 结果提示胃壁广泛增厚，胃周围多发淋巴结转移，属于局部晚期胃癌。理论上来说，这样的胃癌应该先做化疗，等肿瘤和淋巴结缩小之后再做手术，效果才会更好。但是患者有胃活动性出血，不适合做化疗，于是，我们快速安排他入院，为他做了腹腔镜下全胃切除术。

从检查正常到胃癌晚期只有半年时间，为什么这么快？

胃癌是一种恶性肿瘤，发展速度很快。但是很少有速度如此之快的，半年之前，患者已经出现不舒服，那时候可能已经有恶变了，只是上消化道造影没有发现而已。上消化道造影的敏感性较低，目前各个国家的胃癌治疗指南均不建议使用上消化道造影来筛查胃癌。胃镜是发现早期胃癌的可靠手段！

很多人听到胃镜检查就连连摇头，认为胃镜很痛苦。做胃镜会不舒服，但其实也没有大家想象的那么恐怖，大部分人都可以忍受得了。如果实在无法忍受，可以选择无痛胃镜，打完麻药睡一觉，检查就做完了。

希望大家以此案例为戒，不要讳疾忌医，避免最终导致严重后果。如果有胃胀、反酸、恶心、胃痛、黑便、体重下降、不明原因贫血等症状，应该去医院做胃镜检查。即使没有任何症状，也建议在 40 岁以后做胃镜检查，筛查胃癌。

🔍 胆囊结石都要手术吗？
不切除会怎么样？

　　由于不健康的饮食和生活习惯，胆囊结石已经是常见病和多发病了，有研究指出，我国有约10%的人患有胆囊结石。

　　患有胆囊结石的人是不是都需要切除胆囊呢？很多人会有这样的疑问。大家不要惊慌，胆囊结石并不像大家想象的那么可怕，很多人都患有胆囊结石，但可能一生都没有出现症状。那么，患了胆囊结石，如果不做手术，对身体会有什么影响？哪些患者需要手术治疗？

无症状性胆囊结石

　　很多人都是通过体检发现胆囊结石的，胆囊结石长期待在胆囊里，一般不会出现明显不适。对于这样的胆囊结石，大部分情况下是不需要处理的，因为它对身体没有危害。只需要每隔半年左右做一次胆囊超声复查，看看胆囊结石的大小是否发生变化，有没有胆囊炎症、息肉等情况即可。

引起急慢性胆囊炎

胆囊结石在胆囊里是可以活动的，它们可能会随着体位的变化发生移动。胆囊结石有可能堵塞胆囊的出口或结石摩擦胆囊壁，导致胆囊发炎。急性胆囊炎表现为发热、黄疸、腹痛等症状。还有些人因胆囊结石引起慢性胆囊炎，常表现为类似消化不良的症状，进食后，特别是吃了油腻性食物后，出现右侧腹痛，可能放射至后背部或右肩部，还可能出现腹胀、恶心等症状。

有症状的胆囊结石，目前常用的治疗手段为手术切除胆囊，可以选择在腹腔镜下行胆囊切除术，手术损伤小，恢复较快，术后一两天就可以出院。

引起其他的并发症

小的胆囊结石可以从胆囊排出，进入胆总管，非常小的泥沙样结石可以排入肠道。比较大的结石可能造成胆总管阻塞。胆总管下端与胰腺共同开口于十二指肠，堵塞在胆总管

里的结石会造成胆管炎、急性梗阻性化脓性胆管炎、胆源性
胰腺炎等严重的并发症。患者会出现发热、腹痛、黄疸、休
克、中枢神经系统受抑症状。如果出现胆源性胰腺炎或急性
梗阻性化脓性胆管炎，应尽早处理，这些是很严重的并发症，
应尽快解除胆道梗阻。

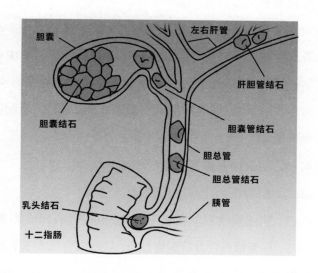

癌变

　　胆囊癌是一种恶性程度非常高的癌症，胆囊癌患者预后

差，死亡率极高。由于早期胆囊癌没有症状，等到出现不适去医院检查发现的时候，往往已是中晚期，丧失了手术最佳时机，治疗效果比较差。

胆囊结石是胆囊癌重要的危险因素之一，胆囊结石长期刺激胆囊壁，可造成胆囊慢性炎症和损伤，在修复的过程中，可导致胆囊癌变，形成胆囊癌。

胆囊结石越大，胆囊癌风险越高，胆囊结石大于 3 厘米的患者发生胆囊癌风险是胆囊结石小于 1 厘米患者的 10 倍。胆囊结石持续的时间越长，可能也会提高发生胆囊癌的风险。

对于没有症状的胆囊结石，出现以下情况时发生胆囊癌变的概率增加，应该尽早切除胆囊，防止癌变。

第一，胆囊结石直径大于 3 厘米。

第二，胆囊壁钙化或磁化胆囊。

第三，胆囊壁增厚（大于 3 毫米）同时伴有慢性胆囊炎。

第四，胆囊结石合并有胆囊息肉，且息肉直径大于 1 厘米。

总而言之，胆囊结石对身体有一定的危害，可能引起胆囊炎、胆管炎，甚至胆囊癌。如果胆囊结石没有症状，大部分情况下都可以定期观察，如果胆囊结石有症状，就需要尽早切除，防止癌变。

🔍 癌胚抗原升高意味着患了癌症？

　　癌胚抗原是一种肿瘤标志物，正常值一般是每毫升小于5纳克。体检结果显示癌胚抗原升高，这是不是说明身体有问题？这个问题不仅困扰患者，对医生来说也是一种"折磨"，因为癌胚抗原升高有很多种可能性，有时候就连医生也不太好处理。

什么是癌胚抗原？

　　癌胚抗原的英文名字为CEA，一般是由肿瘤细胞产生的，是一种特异性的肿瘤标志物，癌胚抗原的升高，往往代表体内存在腺癌，例如乳腺癌、胃癌、结直肠癌、肺癌、胰腺癌等。癌胚抗原的特异性并不高，可以代表多种肿瘤，但是对结直肠癌相对特异，如果癌胚抗原升高，一般来说，首先会考虑是大肠癌。

癌胚抗原升高一定代表癌症吗?

癌胚抗原升高,并不能百分之百认为是癌症,有时候,炎症反应也会导致癌胚抗原升高。所以,如果癌胚抗原轻度升高,不一定是癌症,也有可能是结肠炎、慢性胃炎、肺炎等,需要做一系列的检查来明确诊断。

癌胚抗原正常,就可以高枕无忧吗?

癌胚抗原正常,就代表没有患癌症吗?并不是这样,其实,大部分癌症患者的癌胚抗原并不会升高,在大多数情况下,肿瘤患者的癌胚抗原是正常的。所以,即使癌胚抗原正常,也不排除癌症的可能,需要结合其他检查手段进一步诊断。

如何看待癌胚抗原升高?

在体检的时候,如果发现癌胚抗原升高,需要具体看癌胚抗原高出正常值多少，如果只是轻微升高，先不必过度紧张，一个月之后复查一下即可。如果复查之后结果显示的比上一次更高，就需要进一步检查。如果第一次检查癌胚抗原就很高，也需要进一步检查。

癌胚抗原升高最常见的是消化系统肿瘤，需要做大便潜血试验，看看消化道有没有出血，如果有出血，则需要做胃肠镜检查以明确诊断。如果胃肠镜检查没有问题，则需要做腹部彩超、腹部 CT、胸部 CT 等检查，明确有没有其他部位癌变。

如果做完检查，均未发现癌症，也不必担心，这也可能是正常的。就像一个人身高两米，但他身体健康，可能只是基因跟别不一样，并不是一种病态。

癌胚抗原用于肿瘤疗效监测以及预测复发

其实，在临床上，癌胚抗原主要有两方面的用途。

一是用于肿瘤的疗效监测。如果患者在手术前或化疗前，癌胚抗原就已经升高了，那么手术后一般一个月左右就会降至正常水平，如果化疗有效，癌胚抗原也会下降。如果手术或化疗后，癌胚抗原不降反升，就说明手术没有将肿瘤彻底切除或肿瘤对化疗耐药，需要更换化疗方案。

　　二是用于治疗后的随访。因为肿瘤是有可能复发或转移的，所以需要长期随访癌症患者。如果在患者定期复查的过程中，发现其癌胚抗原逐渐升高，就说明癌症有可能复发了。癌胚抗原的升高早于影像学检查结果，可以早发现早处理。

🔍 癌症已经有淋巴结转移，
还有必要做手术吗？

　　王阿姨刚满 50 岁，儿子大学毕业后找到一份很好的工作。为子女操劳了半辈子的王阿姨正准备享受自己的后半生，没想到癌症却突然来袭。在去医院检查之前的半年中，王阿姨大便的次数增多，平均每天 3 ～ 5 次，而且大便不成形。在检查前的两周内突然出现便血，暗红色的血便。

　　王阿姨感觉不对劲，赶紧去医院检查，做了肠镜检查，发现距离肛门 30 厘米的乙状结肠有一个菜花样的肿物，病理结果证实为结肠腺癌。

　　我给她安排了 CT 检查，发现肿瘤周围有多发的淋巴结肿大，考虑癌症已经转移到了淋巴结。我建议她尽早做手术。王阿姨自从知道自己患癌症后，心情很低落，她问我，癌症已经转移到了淋巴结是什么意思？做手术还有用吗？我是不是只能等死了？

淋巴结直径约为 0.2 ～ 0.5 厘米，椭圆形或蚕豆形，呈组群分布，质地柔软，表面光滑。淋巴结广泛存在于人体中，淋巴结是免疫器官，其中有大量的淋巴免疫细胞，淋巴结通过淋巴管相互联结，淋巴管就像血管一样遍布全身，淋巴管里有淋巴液，淋巴液最终汇入血液循环。

癌细胞可以通过至少四种途径转移，分别是淋巴结转移、血行转移、种植播散和直接侵犯，其中，淋巴结转移是癌症转移的常见方式。

淋巴结转移指的是癌细胞通过肿瘤周边的淋巴管，进入附近的淋巴结，甚至往更远处的淋巴结转移。例如，乳腺癌常常转移到腋窝淋巴结，锁骨下淋巴结甚至锁骨上淋巴结；肺癌会转移到周围淋巴结，像肺门淋巴结、纵隔淋巴结等；大肠癌会转移到肠系膜淋巴结；甲状腺癌会转移到颈部淋巴结。

癌症如果已经转移到淋巴结了，说明不是早期的癌症，至少是中期的肿瘤。如果癌细胞已经扩散到淋巴结，术后往往需要接受化疗，以降低复发和转移的概率。

但淋巴结转移并不意味着一定是癌症晚期，淋巴结转移大致可以分为局部淋巴结转移和远处淋巴结转移，如果转移部位位于肿瘤的周边，手术的时候可以一并切除，以乳腺癌为例，如果肿瘤只是转移到腋窝淋巴结和锁骨下淋巴结，手术的时候是可以一并切除的。

但是，如果乳腺癌转移到锁骨上淋巴结，那就属于远处转移了，属于四期癌症，这时候往往意味着癌细胞已经扩散至全身了。虽然治疗效果比较差，但也是可以治疗的，可以进行放化疗、靶向治疗、内分泌治疗等。

王阿姨的肿瘤转移到了肠管周围的淋巴结，属于局部转移，医生做手术的时候，不仅要切除肿瘤，还需要清扫肿瘤周围的淋巴结，把可疑的淋巴结都切掉。

所以，肿瘤淋巴结转移并不是"没救了"，需要结合患者的肿瘤部位和类型，以及淋巴结转移的部位和数目，是否行了根治性手术等综合考虑，这样才能确定患者的病理分期，估计生存时间，以及确定下一步的治疗方案。

🔍 得癌症后，
有人活了1年，有人却活了30年

曾经有两个患者都是因为结肠癌入院，一个 45 岁，一个 50 岁。两个人都做了手术，术后病理分期都是三期，都有两个淋巴结转移，后来两人都做了化疗。但是 45 岁的那位患者在半年后出现了肝脏和腹腔的多发转移，最终在术后一年去世了。而 50 岁的那位患者的肿瘤没有复发，直到 80 岁因其他疾病去世。

为什么两个人患了同一种癌症，分期也相同，一位只活了 1 年，另一位却活了 30 年呢？其实，这两位患者的肿瘤有一些差别。早逝的患者得的是一种非常罕见的结肠癌，叫作结肠印戒细胞癌，属于恶性程度非常高，容易出现复发和转移的癌症。而长寿的那位患者的结肠癌是普通的腺癌，恶性程度没有那么高，治疗效果更好。

在影响癌症患者生存的因素中，肿瘤的病理分期和病理分型，哪一个更重要？根据不同类型的肿瘤才能得出具体的结论。总的来说，肿瘤的病理分期是最重要的，常见的结肠癌、直肠癌、乳腺癌、胃癌、食管癌等肿瘤都是看病理分期更重要。但是，病理分型也很重要，在相同病理分期的情况下，病理分型有时候决定患者的预后。

什么是病理分期？

目前国际上通用的病理分期系统为 TNM 分期系统，做完手术之后，病理科医生会出具病理报告，病理报告上面详细记录了肿瘤的分期情况。T 代表肿瘤的大小或浸润的深度，可以分为 T1、T2、T3、T4，N 代表有没有淋巴结转移，淋巴结转移的数目和部位，M 代表有没有远处器官的转移，转移的部位和数目，将这三个因素综合起来就能得到一个 TNM 分期，由此可以把肿瘤分为一期、二期、三期、四期，一期和二期属于肿瘤早期，三期和四期属于肿瘤中晚期。

分期越早，说明肿瘤在局部发展，没有转移到其他地方，因此治疗效果也越好。早期的肿瘤，术后也不需要做放化疗，定期复查即可。而分期越晚，说明肿瘤已经不仅仅是在局部生长，还已经扩散到其他地方了，例如淋巴结或远处的脏器

（比如肝脏、肺脏、骨头、大脑等）。晚期的癌症治疗效果差，往往不能手术治疗，只能依靠放化疗、靶向治疗等手段。

什么是病理分型？

病理分型指的是肿瘤的生物学特性，需要病理科医生在显微镜下观察癌细胞的特点。根据不同的癌细胞特点可以分为不同的病理类型。以甲状腺癌为例，可以分为四种类型，分别是甲状腺乳头状癌、甲状腺滤泡状癌、甲状腺髓样癌、甲状腺未分化癌。前三种类型的肿瘤进展相对缓慢，预后会好一些。而甲状腺未分化癌发展快，容易出现转移，预后差。再比如肺癌，可以分为小细胞肺癌和非小细胞肺癌，小细胞肺癌容易转移，患者生存期短。

除了以上两个方面，肿瘤分化程度、有无脉管瘤栓、神经侵犯、患者的治疗情况等因素都可能影响患者的预后。如果是相同的病理分型，病理分期的早晚决定预后。如果是相同的病理分期，一般来说，病理分型的恶性程度越高，预后越差。因此，病理分期和病理分型这两个指标都要看，缺一不可。要想知道自己肿瘤的预后情况，一定要将完整的病理报告交给医生，这样医生才能进行比较准确的判断。

🔍 因直肠癌切掉肛门，以后怎么排便？

　　老王，55岁，两个月之前，出现大便带血，排便次数增加，还伴有黏液便，去医院检查，医生给他做了直肠指诊，发现距离肛门2厘米的地方可摸到一个菜花状的肿块，质地坚硬，指套有血染。

　　这是典型的直肠癌，医生立即安排他住院，进行各种手术前检查，结果为中早期的直肠癌，由于发现得还算及时，可以直接手术。

　　但老王的肿瘤距离肛门太近了，如果做手术，必须把肛门也切掉，然后把皮肤缝起来，这样他就永久没有肛门了。老王一听，一时间无法接受，不想做这个手术。

　　有人可能会问，没有肛门之后，怎么排便呢？手术中医生要切掉有肿瘤的直肠，然后把近端没有肿瘤的肠管直接接到肚皮上，大便直接从肚皮流出了，这叫作肠造口或者肠造瘘，造口外面需要接一个造口袋，大便和气体进入这个袋子里，袋子满了之后，只要排空里面的大便即可，造口袋需要几天更换一个。

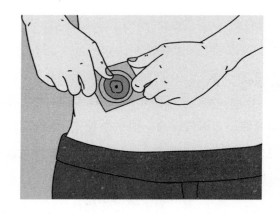

做了肠造口之后，人的生活质量会受到影响，主要有以下几个方面。

不能控制排便

做了造口手术之后，因为没有肛门括约肌了，人不能控制大便。只要产生了大便，随时随地都有可能排便，患者本人控制不了，也没有感觉。但不必担心，排出来的大便会直接进入造口袋，只需要定期排空造口袋即可。

容易出现皮肤问题

造口袋底部有胶，胶将造口袋与皮肤粘在一起，有些人对胶过敏，会出现皮疹、瘙痒等不适症状，如果没有贴牢或者造口底盘剪得大小不合适，粪水会出现渗漏，刺激造口周围的皮肤，长此以往，会出现皮肤感染、皮炎、皮肤溃疡、溃烂等情况。

造口旁疝

由于把肠管缝到肚皮上，需要在肚子上面打一个"洞"，这个地方就变成腹壁最薄弱的地方，如果术后长期咳嗽、小便费劲、肥胖等都会增加腹腔的压力，腹腔里的脏器可能通过这个薄弱点向肚皮外鼓包，这就形成了造口旁疝。严重的造口旁疝需要手术治疗。

心理方面

做了造口之后，有一些患者一时间会难以接受，产生自卑心理，不敢出门散步、旅游，害怕别人知道自己做了造口手术。还有一些患者担心造口袋会泄漏，自己身上会有一股臭味，害怕工作，害怕社交，甚至变得抑郁。

其实，现在的造口袋密闭性相当好，臭味不会泄漏，佩戴之后没有味道，穿上衣服之后，也没人知道是否做了造口手术。戴上造口袋也可以去运动健身，甚至游泳。

国外就有一位患者，做了造口之后，一样去健身、锻炼，并练就了好身材，最后还成了一个健身教练。

总体来说，做了造口手术之后，患者要从生理上和心理上都接受肠造口，并且做好护理工作，这样才能尽量不影响生活质量。我国已经有超过 100 万的造口患者，很多患者都与正常人无异，可以正常地工作和生活。

经过医生的认真讲解，家人和病友的劝慰，老王最终做了直肠癌根治手术，永久性乙状结肠造口。他术后恢复得不错。

🔍 为什么癌细胞
转移速度那么快？

　　癌细胞是从正常细胞突变而来的，科学家发现，一个细胞突变为癌细胞，从一个变成两个，从两个变成四个……不断分裂，最后发展为直径 1 厘米的肿瘤团块，大概需要 10 年的时间。

　　一般来说，肿瘤细胞在癌变早期是非常缓慢的。以结肠癌为例，80% 左右的结肠癌是由结肠息肉恶变而来的，从结肠息肉发展为癌症需要 10 ～ 15 年的时间，但是结肠癌一旦发生，从早期变成晚期可能只需要 2 年左右的时间。当然，有一些肿瘤的生物学特征比较特殊，有可能在短时间内就从腺瘤发展为腺癌，并很快出现转移。

　　肿瘤细胞的生长速度受很多因素影响，比如肿瘤倍增时间、营养情况、机体的免疫力、肿瘤生物学行为等。总体来说，肿瘤细胞成倍增长，一个变两个，两个变四个，四个变八个……所以，早期的时候慢一些，等积累到一定数量的时候再成倍增长就非常恐怖了。

肿瘤的生长不只是数量的增加，而且癌细胞之间的连接是非常不紧密的，当肿瘤细胞增长到一定体积的时候会脱落，离开癌组织，随着血管或淋巴管进入全身各个组织和器官。癌细胞会在这些新的器官"安家"，造成肿瘤的多发转移，癌细胞容易在血供丰富的器官定植，因为血供丰富的组织可以为癌细胞提供充足的营养物质，有利于癌细胞增殖和生长。

有研究显示，人体内的免疫系统可以清除一定数量的癌细胞，当体内的癌细胞较多，超过限值时，免疫系统就难以消灭这些癌细胞。也就是说，当体内的癌细胞数量达到一定程度时，免疫系统就无能为力了。

身体给了我们足够长的时间来发现癌症，因此，平时一定要定期体检，这样才能做到及早发现。

🔍 癌症患者做手术时，肿瘤会被挤破吗？

曾有患者问过我：外科医生做手术的时候，会不会把肿瘤弄破，加速癌细胞的扩散？

这种情况确实有可能发生，但发生的概率非常低。总体来说，绝大部分手术是非常安全的。但也有少数情况，做了肿瘤手术后，患者很快就复发或转移了，这就有可能是因为手术没做好，手术中没有严格遵照无瘤原则，不小心把肿瘤弄破了，造成肿瘤播散，这种情况叫作医源性播散。

由于手术操作都是由人来完成的，但每个医生的手术技术有高有低，每个患者的患病情况也不一样，解剖情况也因人而异。

无瘤原则非常重要

外科医生做手术需要遵照两个重要的原则，一个是无菌原则，另一个是无瘤原则。无菌原则比较容易理解，即做手术中要做到无菌操作，防止污染，预防切口感染。无瘤原则大致是指做肿瘤切除手术的时候，医生不能直接接触肿瘤，需要将肿瘤整块切除，防止造成医源性播散。

具体来说，无瘤原则包括以下内容。

第一，在手术当中，医生不能用手直接接触肿瘤，必要时需要先用纱布盖住肿瘤，接触之后，将纱布扔弃，更换手套。

第二，探查的时候，由远及近，先探查肿瘤的远处器官，确认远处有没有转移，再探查肿瘤附近的器官和组织。

第三，先切断血管，再切除肿瘤。先切断肿瘤回流的静脉，然后结扎动脉，做手术的时候，难免会牵拉，挤压肿瘤，有可能会造成癌细胞脱落，使其进入血液，造成肿瘤播散。先切除肿瘤的血管可以预防肿瘤通过血管播散。

第四，将肿瘤整体切除。肿瘤在体内会形成一个个包块，做手术的时候，需要将整个包块完整切除，而不能将肿瘤一小块一小块地切除，这样会造成肿瘤破裂，癌细胞种植。为了达到根治目的，切除肿瘤的时候，还需要切除部分"正常"的组织，一般来说，需要切除肿瘤周围 5 厘米左右"正常"的组织，这样才能最大程度地根治肿瘤。

第五，肿瘤切除之后，需要用蒸馏水冲洗伤口周围，杀灭创面周围肉眼看不见的肿瘤细胞，还需要更换手术器械和手套，这样才能关闭切口，防止造成切口种植。

所以，外科医生需要熟练掌握人体的解剖结构，规范化的操作，还要有高超的手术技巧。总而言之，如果完全遵照无瘤原则，手术是不会造成癌细胞播散的。在大部分情况下，手术都是很安全的，手术是治疗癌症的重要手段。

为什么大家会选择去正规医院做手术，因为正规医院的医生手术水平高，病人恢复得快，术后并发症小，治疗效果更好一些。

🔍 为什么胃癌到晚期
才有感觉？

你有过胃痛的经历吗？胃炎发作的时候非常痛，满头大汗，甚至会晕过去。而胃癌却正好相反，早期胃癌基本上没有症状，等到胃癌晚期才会出现腹痛、腹胀、恶心、呕吐等症状。

但急性胃炎、慢性胃炎的患者往往会出现不舒服，例如胃胀、恶心、呕吐、反酸、胃痛等不适症状。这是为什么呢？

患了胃炎为什么会痛？

胃炎是由于各种物理、化学、生物因子作用于胃黏膜，导致胃局部或整个胃黏膜损伤，身体产生的一系列反应。

炎症的特点是红、肿、热、痛。举一个简单的例子：大家可能体会过牙龈发炎，知道牙龈发炎有多疼。因为在人体产生炎症的时候，身体会释放很多炎症因子，这些炎症因子会刺激机体的免疫系统来消灭有害的微生物，在这个过程中就会产生疼痛。

得了炎症，可以吃消炎止痛药缓解疼痛。但是，在患有急性胃炎的时候，千万不要胡乱吃止痛药，因为布洛芬、芬必得、阿司匹林等止痛药会损害胃黏膜，有可能加重胃炎或者胃溃疡的症状，甚至造成胃穿孔。

患了胃癌为什么不痛？

癌症的可怕之处是早期胃癌一般都是没有症状的。因为癌细胞是由正常细胞突变而来的，患了癌症说明身体的癌细胞躲开了免疫细胞的打击。由于免疫系统没有打击到癌细胞，所以人体不会出现不舒服的症状。

等肿瘤不断长大，发展到一定阶段之后，因为癌细胞快速生长，一部分癌细胞会缺血、缺氧，脱落坏死，形成局部溃疡，这时可能会出现腹部隐痛，但此时基本都属于癌症中晚期了。随着肿瘤不断生长和浸润，癌细胞还会侵犯胃壁周围的神经，导致剧烈的疼痛；癌症导致胃穿孔，出现急性腹膜炎，也会导致疼痛；癌症导致胃梗阻，可出现腹痛、恶心、呕吐；癌症出现远处转移，例如转移到腹膜、肝脏、骨骼等部位，破坏周围的组织，相应部位也会产生疼痛。

胃炎可能转变为胃癌

很多人都不重视胃炎，实际上，胃炎是有可能转变为胃癌的。胃癌的演变过程一般是这样的：慢性非萎缩性胃炎（慢性浅表性胃炎）→慢性萎缩性胃炎／肠上皮化生→不典型增生／原位癌→胃癌。

胃炎为什么会转变成胃癌呢？因为幽门螺杆菌感染、不良饮食习惯等原因造成胃黏膜损伤，从而出现炎症，人体会利用各种途径来修复胃黏膜的损伤。在修复的过程中，就有可能导致基因突变，这些突变的细胞有可能一步步发展为癌细胞。所以长期的胃炎患者是胃癌的高危人群，需要定期检查身体，早发现早处理，防止癌变。

从胃炎发展到胃癌需要多长时间？

很多患者问过我，胃癌的发生需要多长时间？胃镜需要多久复查一次？本小节就来告诉你答案。

慢性非萎缩性胃炎也叫慢性浅表性胃炎，是比较轻微的胃炎，如果患者自己注意，一般来说不会引起非常严重的问题。如果病情继续发展，就有可能变成慢性萎缩性胃炎，萎缩性胃炎就是癌前病变，有一定机会癌变。

从慢性萎缩性胃炎发展成胃癌，需要多长时间呢？可能需要几年甚至更长时间，有一些医生做过长期的随访，随访5年后，慢性萎缩性胃炎的患者发展为胃癌的概率一般不会超过5%。由此可以得到两个信息：第一，并不是所有慢性萎缩性胃炎都会癌变，癌变的概率较小。第二，慢性萎缩性胃炎变成胃癌的速度比较快，5年之内就有发生癌变的可能。

胃镜需要多长时间复查一次？

如果第一次检查结果是慢性非萎缩性胃炎，并且没有不适，可以2～3年复查一次。如果出现不适，则要及时做胃镜复查。

如果是轻度的慢性萎缩性胃炎，没有肠化或胃黏膜上皮异型，可以1～2年复查一次。

如果是中重度的慢性萎缩性胃炎，无论有没有肠上皮化生，都要每年做一次胃镜。

如果存在中度不典型增生，则需要每半年到一年复查一次。

　　如果存在重度不典型增生，不排除癌前病变或者早期胃癌的，需要立即接受治疗，根据病理情况，确定下一步治疗方案，并定期复查。

　　如果患有胃溃疡，则需要接受治疗，治疗之后，应该至少复查一次胃镜。

　　胃癌术后的患者，一年之内必须复查一次胃镜，根据胃镜及活检的情况决定下一次复查时间。

　　根据《胃癌诊疗规范（2018 年版）》，胃癌高危人群应该从 40 岁起接受胃镜检查。

　　胃镜毕竟是一种有创检查，接受检查的人也需要承受一定的痛苦，大部分人并不需要每半年或一年都去做胃镜检查。

参考文献

[1] 刘正茹，田山. 大蒜素治疗幽门螺杆菌相关疾病研究进展 [J]. 疑难病杂志，2018，17(9)：959-962.

[2] MOGHADAM F J,NAVIDIFAR T,AMIN M.Antibacterial Activity of Garlic(Allium sativum L.)on Multi-Drug Resistant Helicobacter pylori Isolated From Gastric Biopsies[J].International Journal of Enteric Pathogens,2014,5:7.

[3] HAGHI A,AZIMI H,RAHIMI R.A Comprehensive Review on Pharmacotherapeutics of Three Phytochemicals,Curcumin,Quercetin,and Allicin,in the Treatment of Gastric Cancer[J].J Gastrointest Canc,2017,48(4):314-320.

[4] HEKMATDOOST A,GHOBEH M,SHAKERHOSSEINI R,et al.The effect of garlic consumption on Helicobacter pylori-treatment using urea breath test:a randomized clinical trial[J].JNSD,2015,1(1):21-27.

[5] 中华医学会消化病学分会幽门螺杆菌和消化性溃疡学组，全国幽门螺杆菌研究协作组，刘文忠，等. 第五次全国幽门螺杆菌感染处理共识报告 [J]. 中华消化杂志，2017，37(6)：

364–378.

[6] SHRIVASTAVA A,KUMAR A,THOMAS J D,et al.Association of acute toxic encephalopathy with litchi consumption in an outbreak in Muzaffarpur,India,2014:a case–control study[J].Lancet Global Health,2017,5(4):e458.

[7] VALEFF,OLEASTRO M.Overview of the phytomedicine approaches against Helicobacter pylori[J].World J Gastroenterol, 2014,20(19):5594–5609.

[8] SHIFFMAN M L,SUGERMAN H J, KELLUM J M,et al.Changes in gallbladder bile composition following gallstone formation and weight reduction[J].Gastroenterology,1992,103(1):214–221.

[9] LEITZMANN M F,WILLETT W C,RIMM EB,et al.A prospective study of coffee consumption and the risk of symptomatic gallstone disease in men[J].JAMA,1999,281(22):2106–2112.

[10] 张志平，潘兆广.鲜榨果汁维生素 C 损失率分析 [J]. 广东化工，2017，44(17)：80–81.

[11] WANG Yue,LI Ming,SHI Zumin.Higher egg consumption associated with increased risk of diabetes in Chinese adults–China Health and Nutrition Survey[J].The British Journal of Nutrition,2021, 26(1):110–117.

[12] XIA Yongliang,LUO Feifei,SHANG Yanfang.Fungal Cordycepin Biosynthesis Is Coupled with the Production of the

Safeguard Molecule Pentostatin[J].Cell Chemical Biology,2017,24(12): 1479-1489.e4.

[13] ZHANG Siwei,SUN Kexin,ZHENG Rongshou,et al.Cancer incidence and mortality in China,2015[J].Journal of the National Cancer Center,2021,1(1):2-11.

[14] BOYLE T,KEEGEL T,BULL F,et al.Physical activity and risks of proximal and distal colon cancers:A systematic review and meta-analysis[J].Journal of the National Cancer Institute,2012, 104(20):1548-1561.

[15] ROTHWELL P M,FOWKES F G R,BELCH J F F,et al.Effect of daily aspirin on long-term risk of death due to cancer: analysis of individual patient data from randomised trials[J].Lancet,2011, 377(9759):31-41.

[16] 中华医学会妇产科学分会产科学组，中华医学会围产医学分会．乙型肝炎病毒母婴传播预防临床指南（2020）[J]．临床肝胆病杂志，2020，36(7)：1474-1481.

[17] ROTHWELL P M,WILSON M,ELWIN C E,et al.Long-term effect of aspirin on colorectal cancer incidence and mortality: 20-year follow-up of five randomised trials.Lancet,2010,376(9754):1741.

[18] Clinical Guidelines.Clinical practice guidelines for the prevention,early detection and management of colorectal cancer. [2018-01-17].https://wiki.cancer.org.au/australia/Guidelines:

Colorectal_cancer.

[19] SHAUKAT A,SCOURAS N,SCHÜNEMANN H J. Role of supplemental calcium in the recurrence of colorectal adenomas:a meta-analysis of randomized controlled trials[J].Am J Gastroenterol,2005,100(2):390-394.

[20] BOND J H,Practice Parameters Committee of the American College of Gastroenterology.Polyp Guideline:diagnosis,treatment,and surveillance for patients with colorectal polyps[J].The American Journal of Gastroenterology,2000,95(11):3053-3063.

[21] PETO R,DARBY S,DEO H,et al.Smoking,smoking cessation,and lung cancer in the UK since 1950:combination of national statistics with two case-control studies[J].British Medical Journal,2000,321(7257):323-329.

[22] REBECCA L S,KIMBERLY D M,AHMEDIN J.Cancer statistics,2020[J].CA:Cancer J Clin,2020,70(1):7-30.

[23] BÉATRICE L-S,Chiara S,DANA L et al.Body Fatness and Cancer—Viewpoint of the IARC Working Group[J].N Engl J Med,2016,375(8):794-798.

[24] NEIL M I,RHONDA A,JOANN E M et al.Association of Body Fat and Risk of Breast Cancer in Postmenopausal Women With Normal Body Mass Index:A Secondary Analysis of a Randomized Clinical Trial and Observational Study[J].JAMA Oncology,2019,

5(2):155–163.

[25] VAN DEN BRANDT P A,SPIEGELAN D, YAUN S–S,et al.Pooled analysis of prospective cohort studies on height,weight,and breast cancer risk[J].Am J Epidemiol,2000,152(6):514–527.

[26] NEUGUT A.,SANTELLA R.,et al.Menarche,menopause,and breast cancer risk:individual participant meta–analysis,including 118964 women with breast cancer from 117 epidemiological studies[J]. The Lancet Oncology,2012,13(11):1141–1151.

[27] Breast cancer and hormone replacement therapy: collaborative reanalysis of data from 51 epidemiological studies of 52,705 women with breast cancer and 108,411 women without breast cancer[J].The Lancet,1997,350(9084):1047–1058.

[28] HANSEN J, STEVENS R G.Case–control study of shift–work and breast cancer risk in Danish nurses:impact of shift systems[J]. European Journal of Cancer,2012,48(11):1722–1729.

[29] KUCHENBAECKER K B,HOPPER J L,BARNES D R,et al.Risks of Breast,Ovarian,and Contralateral Breast Cancer for BRCA1 and BRCA2 Mutation Carriers[J].JAMA,2017,317(23):2402–2416.

[30] COLLABORATIVE GROUP ON HORMONAL FACTORS IN BREAST CANCER.Breast cancer and breastfeeding:collaborative reanalysis of individual data from 47 epidemiological studies in 30 countries,including 50302 women with breast cancer and 96973

women without the disease[J].The Lancet,2002,360(9328):187–195.

[31] SCHMID D,LEITZMANN M F.Association between physical activity and mortality among breast cancer and colorectal cancer survivors:a systematic review and meta–analysis[J].Ann Oncol,2014, 25(7):1293–1311.

[32] BOWER J E,BAK K,BERGER A,et al.Screening,assessment, and management of fatigue in adult survivors of cancer:an American Society of Clinical Oncology clinical practice guideline adaptation[J].J Clin Oncol,2014,32(17):1840–1850.

[33] BORODY T J,ANDREWS P,MCCAULEY D,et al. Helicobacter pylori reinfection rate,in patients with cured duodenal ulcer[J].Am J Gastroenterol,1994,89(4):529–532.

[34] AYUMU A,HITOSHI I,TAKASHIB K et al.Vaginal Transmission of Cancer from Mothers with Cervical Cancer to Infants[J].N Engl J Med,2021,384(1):42–50.

[35] HSING A W,GAO Y T,HAN T Q,et al.Gallstones and the risk of biliary tract cancer:a population–based study in China[J].Br J Cancer,2007,97(11):1577–1582.

[36] Carcinoma of the gallbladder[J].Lancet Oncol,2003, 4(3):167–176.

[37] VRIES A D,GRIEKEN N,LOOMAN C,et al.Gastric cancer risk in patients with premalignant gastric lesions:a nationwide cohort study in the Netherlands[J].Gastroenterology,2008,134(4):945–952.